Vol.10

Japanese Consortium for General Medicine Teachers

社会疫学と総合診療

編著
横林 賢一
イチロー カワチ

写真 山崎 亮

Kai SHORIN

Editorial

社会疫学と総合診療
第11回ジェネラリスト教育コンソーシアム
世話人：横林　賢一，イチロー・カワチ

　診療所，病院で患者さんを診ていると，通常の診断・治療ではどうにもならない背景に触れることがあります．たとえば金銭的に貧しい家庭の子供は，将来低い賃金の職に就き，ストレスにさらされ，偏った食べ物を食べ，様々な疾病に苦しむ頻度が高くなります．これら貧困，幼少期の過ごし方，社会格差など健康の社会的決定要因（Social determinants of health：以下SDH）の重要性を総合診療医は肌で感じているものの，何がどこまで明らかになっているのかについて十分な知識はなく，またどのようにアプローチしたらよいかわからないのが現状だと思います．

　当日の研究会では，ソーシャルキャピタル，ＣＢＰＲ，コミュニティ・デザインをキーワードにご講演いただいた後，座談会で社会疫学と総合診療についてディスカッションし，ワークショップでは参加者にＳＤＨの抽出と改善プランにつき検討してもらいました．

　またSpecial articles では，SDH を解明する学問領域である社会疫学の現状と改善に向けた取り組み例をご紹介いただくことで，総合診療医が健康のSDH を意識した診療を行い適切なアプローチができるようになることを目的としています．

Social Epidemiology and General Medicine

When seeing patients in clinics or hospitals, generalists sometimes find their backgrounds which might not be treated by common diagnosis and treatment. For example, children of low-income families will in the future have a higher frequency of getting low-paying occupations, to be exposed to stress, to have unbalanced meals, and to be suffered from various diseases. Indeed generalists deeply realize the significance of social determinants of health (SDH) such as poverty, childhood circumstances and social inequality. However they don't yet have a full understanding of how all these factors are interconnected and are not completely sure how they should approach these problems.

At the meeting of the 11th Japanese Consortium for General Medicine Teachers, three lecturers gave talks considering the following keywords, social capital, CBPR (Community-Based Participatory Research) and community design. Furthermore, social epidemiology and general medicine was discussed at the symposium, and participants considered many aspects of social determinants of health (SDH) and provided their improvement plans.

Special articles in this mook will introduce the current status of social epidemiology which is an academic discipline to identify and analyze SDH, and will show the author's improvement plans.

We are sending our educating message to generalists on how to conduct their practice considering SDH and to be able to approach them properly.

目次

Editorial
社会疫学と総合診療 ………………………………………………………………………………… ii

当日講演
当日講演① ソーシャルキャピタルと総合診療 ……… イチロー・カワチ, 横林 賢一 1
当日講演② 社会疫学とCBPR …………………………………………… 大木 秀一, 横林 賢一 21
当日講演③ コミュニティデザイン ……………………………………… 山崎 亮, 横林 賢一 33
共同討議 社会疫学と総合診療 … イチロー・カワチ, 大木 秀一, 山崎 亮, 藤沼 康樹, 岡山 雅信 50
ワークショップ あなたのまちのSDH（健康の社会的決定要因）日本プライマリ・ケア連合学会SDH検討委員会
……………………………………………………… 西村 真紀, 近藤 尚己, 長谷田 真帆, 井階 友貴 60
ハーバード留学体験記 ……………………………………………………………………… 横林 賢一 64

I 健康の社会的決定要因と総合診療
貧困と社会的排除, そして格差 ……………………………………………………………… 近藤 尚己 71
健康の社会的決定要因（ストレス, 労働, 失業）………………………………………… 高尾 総司 75
幼少期 ………………………………………………………………………………………… 藤原 武男 79
社会的支援・ソーシャルキャピタルと総合診療 ……………………… 長嶺 由衣子, 近藤 克則 83
薬物依存（タバコ・アルコール・違法薬物）への理解と社会的政策としてのナッジ … 田淵 貴大 87
食習慣・食品安全と行動経済学 …………………………………………………………… 髙﨑 洋介 93
交通と健康 …………………………………………………………………………………… 平井 寛 98

II 社会疫学に関連した取り組み・研究と総合診療
コミュニティにおけるCBPR実践 ………………………………………………………… 川崎 千恵 103
"医療者主体の医療づくり"から"地域主体の地域づくり"へ
　—福井県高浜町におけるSDHとCBPRを意識した地域志向アプローチの試み— ‥ 井階 友貴 108
社会疫学の総合診療への応用
　—JAGES（日本老年学的評価研究）プロジェクトからの示唆 ………………………… 近藤 克則 113
高齢者による次世代支援ボランティアプロジェクトREPRINTS …… 高橋 知也, 藤原 佳典 118
コミュニティデザインと社会疫学 ………………………………………………………… 山崎 亮 124
「こんにちは赤ちゃん訪問（ポピュレーション戦略）」「妊婦訪問（ハイリスク戦略）」……… 藤原 武男 128
職業性ストレスに対する取り組み ………………………………………………………… 堤 明純 132
英国における社会的処方 …………………………………………………… 澤 憲明, 堀田 聰子 138

Index ……………………………………………………………………………………………… 146

ジェネラリスト教育コンソーシアム
Japanese Consortium for General Medicine Teachers
設立趣意書

　私たちは，本研究会を，ジェネラリストを目指す人たちを育てる Teachers の会として設立しました．

　2010年に日本プライマリ・ケア連合学会が設立され，ジェネラリストの養成が焦眉の急となっております．すでに家庭医療専門医および病院総合医の認定医・専門医制度は日本プライマリ・ケア連合学会で動き出しております．また旧日本総合診療医学会はその学会誌「総合診療医学」誌上で二度にわたり病院総合医の特集号を刊行しています．私たちは，これらの成果の上に立ち，ジェネラリストが押さえておくべきミニマム・エッセンシャルを議論するとともに，日々の実践に有用な診療指針を学ぶ場を，この研究会で提供しようと思います．

　繰り返し問われてきた分化と統合の課題への新たな挑戦として，わが国のジェネラルな診療への鋭い問題提起となり，医学・医療の発展の里程標として結実することが，この研究会の使命だと私たちは考えています．

　本研究会の要点は，下記のとおりです．

目的：
　「新・総合診療医学―家庭医療学編」および「病院総合診療医学編」（2巻本として株式会社カイ書林より2012年4月刊行）の発刊を契機に，これからの家庭医・病院総合医の学びの場として，本研究会を設立する．

活動内容：
　本研究会は，Case based learning + Lecture を柱とする症例検討会およびプラティカルな教育実践報告の場である．

研究会のプロダクツ：
　提言，症例と教育レクチャー，依頼論文および教育実践報告（公募）を集積し吟味・編集したうえで，「ジェネラリスト教育コンソーシアム」として継続して出版する．

事務局：
　本研究会の事務局を，株式会社尾島医学教育研究所に置く．

2011年8月

「ジェネラリスト教育コンソーシアム」　設立発起人
藤沼康樹（医療福祉生協連家庭医療学開発センター；CFMD）
徳田安春（地域医療機能推進機構（JCHO）本部顧問）
横林賢一（広島大学病院　総合内科・総合診療科）

当日講演①
ソーシャルキャピタルと総合診療

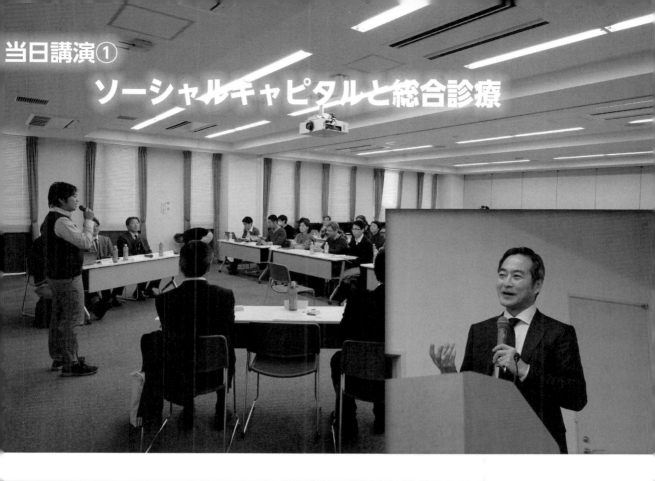

演者：イチロー・カワチ（ハーバード公衆衛生大学院 社会・行動科学学部 教授）
司会：横林 賢一（広島市・ほーむけあクリニック）
参加者：全国からお越しいただいたジェネラリストの先生方　約60名

横林：皆様，本日はご出席ありがとうございます．ありがたいことに本会のご案内の開始4日後に定員に達してしまいました．この会は，「ジェネラリスト教育コンソーシアム」と称して，ジェネラリストの教育者の会です．世話人が交代でテーマを設定していますが，今回は「社会疫学と総合診療」というテーマを選びました．私は，総合診療医，家庭医としての歩みを始めたあと，広島で家庭医のプログラムを立ち上げました．そしてハーバード大学公衆衛生大学院で学びました．この中で，総合診療と社会疫学が，かなり重なっている．それは融合させるべきではないかと思いました．そこでそれぞれのスペシャリストの方々にお集まりいただいて，お話合いをお願いするという機会を持ちたいと思いました．これまで「ジェネラリスト教育コンソーシアム」はワークショップなど多彩なプログラムを持っているのですが，今回は世界レベルの先生方に講師としてお越しいただいていますので，レクチャー中心で進めたいと思います．

　本日は社会疫学やＣＢＰＲ，コミュニティデザインなど，総合診療医の皆さんにはあまり聞きなれないことがあるかと思いますが，かなりおもしろい内容です．今日は，広島銘菓「生もみじ」をお持ちしました（笑）が，「生イチロー・カワチ先生」にもお目にかかれます．早速ご講演をお願いします．

私の研究分野は，社会疫学ですが，これは社会決定要因を疫学の手法を使って検討します．WHOの委員会によりますと，健康の社会的決定要因とは，人々が生まれ育ち，教育を受け，働き，年を取っていく環境の中で生み出される，健康に影響を与える要素のこと，と定義されています．すなわち，遺伝子と健康政策とライフスタイルという人生すべてのものが健康の社会的決定要因といえます．その社会的決定要因に上手に介入し，活用していくかについて，WHO委員会は，介入の示唆として日常の生活環境の改善を挙げています．その中で，国民皆保険，幼少期の投資，都市計画，公正な雇用，ソーシャルキャピタルを活かした健康づくりが取り上げられています．

■ソーシャルキャピタルとは

　ソーシャルキャピタルという概念を最初に述べたのは，米国のJames S. Coleman（1926-1995）です（**Box 1**）．

　彼は，ソーシャルキャピタルとは，「ネットワークや他の社会構造への参加を通じて，得られるようになる資源」であると述べました．キャピタルというと金融関係のことを想像してしまいますが，キャピタルというのは一般的な資源であって，たまたまお金は，financial capitalと英語で言いますが，資源には様々なものがあります．たとえば教育やスキルというのは，経済学者はhuman capitalと定義しています．financial capitalはお金で，human capitalは教育です．Physical capitalは環境の資源とか言いますが，その中でもう一種のcapitalがソーシャルキャピタルです．ソーシャルキャピタルは，社会参加を通じて人々が得られるようになる資源です．これを平易に説明しているのが日本大学の稲葉陽二先生です（**Box 2**）．

　彼は，「直訳すると"社会資本"となるが，橋や道路などのハードな社会資本ではなく，人間関係，グループ間の信頼や規範，ネットワークといったソフトな社会資本であり，より直裁に社会関係資本と呼ばれることも多い．」と述べています．

　ソーシャルキャピタルは，ネットワークを通じて得られるようになる資源です（**Box 3**）．

　これは個人レベルでもグループレベルでも考えることができます．個人レベルでは，たとえばJulesとJimという友達の場合，友達の資源から得られるものを社会疫学者はsocial supportと呼んでいます．social supportには，大きく3つに分かれます．Information（情報），Instrumental assistance（例：困ったときに友達からお金を借りるなど），そしてEmotional support（感情的なサポート）です．個人の間では交換できる資源は，social supportと同様の概念として扱ってよいと思います．

　ところがJulesとJimは，実はグループにも参加しています（**Box 4**）．

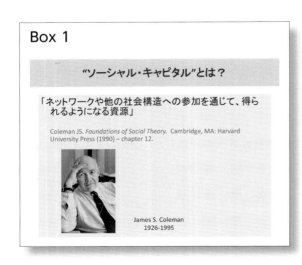

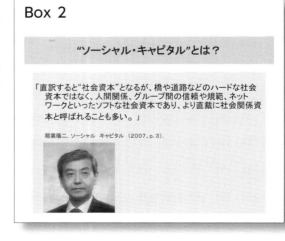

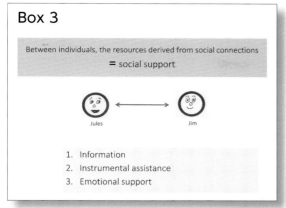

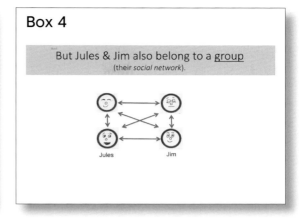

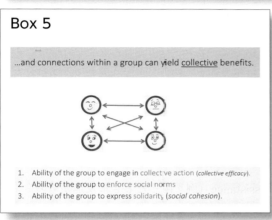

JulesとJimの友達をマッピングしますと，ソーシャル・ネットワークになるのです．ソーシャル・ネットワーク全体を考えると，また新たな資源が見えてくるのです．ソーシャル・ネットワークを通じてグループ全体が得られる資源は，collective benefits です（**Box 5**）.

グループ間の密度が，社会関係があることで協調行動を促すということを collective efficacy と呼びます．これはグループでの間での関係のおかげで，このような資源（benefits）を得ることができるのです．グループの間での社会関係がある場合は，そのグループは社会統制や規範を保つことができます．そして3番目は，連帯といった social cohesion を主張することができると考えます．

少し専門的になりますが，ソーシャルキャピタルを指標化する場合，社会疫学者はどのように地域のソーシャルキャピタルを測定しているのでしょうか（**Box 6**）.

アンケート調査で，「あなたの地域では住民は，常に助け合いをしていますか？高齢者が同じ地域に住んでいる場合に，まったく外出していない高齢者を，頼まれなくともチェックしますか？」ということをソーシャルキャピタルの指標にしています．あとは，Informal socializing（社会交流）です．「あなたの近所は，日常あいさつしていますか？新しい人が入ってくると，ウエルカム・パーティをしますか？」というような聞き方でソーシャルキャピタルを指標化しています．日本では，普通ウエルカム・パーティはしませんが，あいさつくらいはしますね．私の親は東京のマンションに住んでいますが，引っ越しの時は，向こう三軒両隣のあいさつ回りはいまだにあります．ソーシャルキャピタルの低い地域では，見られな

い．米国では撃たれる（笑）．ところが米国でも，私がすんでいるボストンでも，ソーシャルキャピタルの高い地域は，実はこのような社会交流はあります．Jamaica Plain というハーバード大学の近くの地域では，10年間にわたって，夏の平日，hot dog nights と称して近所の人が集まって，バーベキューをして交流するということをしています（**Box 7,8**）．

Jamaica Plain という地域で，米国のホワイトカラーと生活保護者が混じって1週間に1回は集まって，ホットドッグをバーベキューして，地域のソーシャルキャピタルを強化しています．私の大学の公衆衛生の栄養学者に言わせると，ホットドッグを毎週食べると健康に良くないのではないかという意見ですが，社会疫学者は，ホットドッグを出さないと皆が集まらない．ホットドッグを食べるのと，近所の人と一緒に毎週交流するのと，どっちが健康にいいのか．私は社会疫学者ですから交流のほうが健康にはいいと思います（笑）．

余談ですが，日本の緑茶が健康に良いというコホート研究がありますね．緑茶を10杯飲んでいる人は，死亡率が40％低いという研究があります．それを見て栄養学者は，すぐにサプリメントに替えようとします．カテキンのサプリを作って死亡率を40％下げようとする．すぐに下流のことばかり考える．ところが社会疫学者は決してそう思いません．お茶を毎日10杯飲んでいるということは，誰かと交流しながら飲んでいるということ．効いているのはカテキンという要素ではなく社会参加です．社会参加はサプリできませんよね．効いてるのはソーシャルキャピタルです．

■ **日本のソーシャルキャピタルの研究**

日本で様々な研究が行われています．私が日本の良さを紹介しようと思う理由は，日本はソーシャルキャピタルが高いからです．日本の長寿大国というのはソーシャルキャピタルが原因だと思います．それを実証して世界に紹介したいと思っています．ソーシャルキャピタルは，欧米で使う指標を用いると，日本では高いようには見えません．欧米で使うソーシャルキャピタルの指標は，信頼です．アンケートで「あなたはたいていの人を信頼できますか？」という聞き方でソーシャルキャピタルを測っています．日本人に聞くと，「普通です」という答えが出てしまいます．

Box 9 のグラフのように，横軸が信頼で70％の人が賛成する，縦軸がGDP（国内総生産）です．世界各国を見てみますと，GDPが高いほど信頼度は高くなりますが，日本と米国は同じくらいの信頼度です．この原因の一つは，私は日本人にソーシャルキャピタルを尋ねると，先ほどのような答え（普通です）が返って来てしまうためだと思います．米国は正解だと思います．信頼が高い国は，スエーデンやニュージーランドです．低いのはガーナ，メキシコ，エクアドルです．

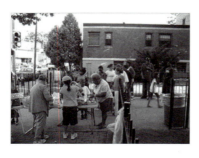

Box 7

South Street hot dog nights
Jamaica Plain

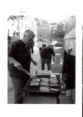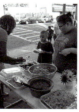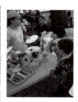

Box 8

"On one side of South Street live white collar professionals; on the other, low income residents in a housing project.
Bridging the divide are hot dogs. For ten years some of the neighbors have come together once a week in the summers for a cook-out."

http://www.wbur.org/news/2007/68971_20070724.asp

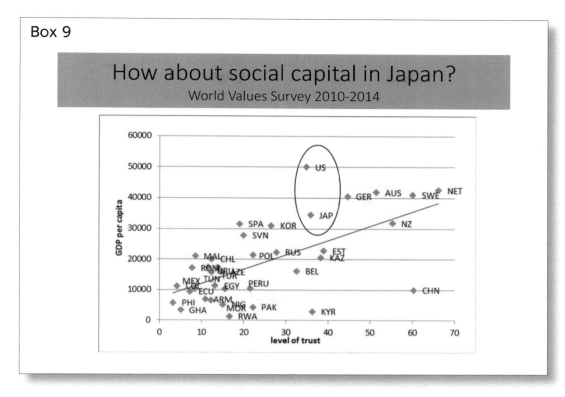

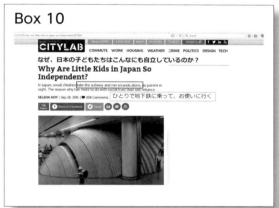

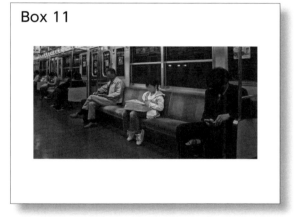

　なぜ私が日本のソーシャルキャピタルが高いと言うのでしょう．信頼のことを聞くのではなく，ほかのことを観察すると高いと見えるのです．Box 10，11は一人で地下鉄に乗ってお使いに行ったり，通学したりする子供の姿です．日本では当たり前ですが世界では見かけません．

　米国では誘拐されてしまいます．ニュージーランドで子供を一人で通学させることはありません．日本は安全です（Box 12，13）（笑）．これが日本のソーシャルキャピタルを指標化したものです．

　もう一つの指標が殺人です（Box 14）．

　この円が大きいほど殺人の発生率が高いことを示します．そして米国の都市を国と比較したものです．もしニューオリンズが国だったら，殺人の発生率が世界で2番目に高い（Box 15）．

　殺人が多いというのはソーシャルキャピタルの間接的な指標ですが，ちなみに日本は0.04でボストンより155倍安全です（Box16）．

Box 12

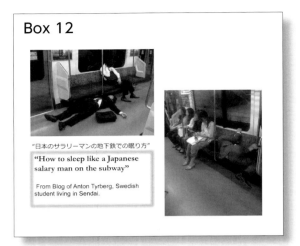

"日本のサラリーマンの地下鉄での眠り方"

"How to sleep like a Japanese salary man on the subway"

From Blog of Anton Tyrberg, Swedish student living in Sendai.

Box 13

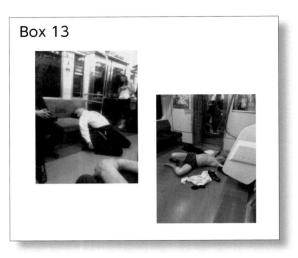

Box 14

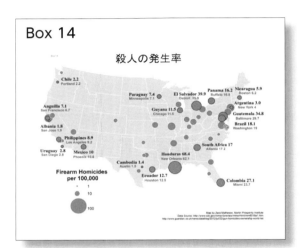

殺人の発生率

Box 15

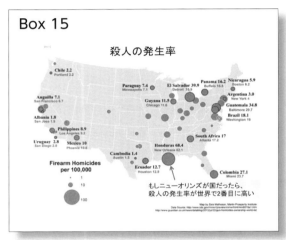

殺人の発生率

もしニューオリンズが国だったら、殺人の発生率が世界で2番目に高い

Box 16

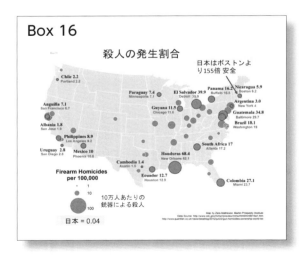

殺人の発生割合

日本はボストンより155倍 安全

10万人あたりの銃器による殺人

日本 = 0.04

■エビデンス

本日ご参加の金森　悟先生（東京医科大学公衆衛生学分野）は、「社会参加は健康に良いか？」という研究を行っています（Box 17）．

・65歳以上の健康な男女12,951人を4年間追跡
・病院での診断による，体の機能的障害の発生率を調べる
・4年間で，1009人が死亡，1528人が機能的障害を発症

暴露は何かというと社会参加で，スポーツ組織に入っているかを測ったものです．高齢者は様々なスポーツ組織に参加しています（Box 18）．

金森先生の研究は，スポーツ組織に参加するということは，運動していることが健康に良いのか，つまり要介護の予防に効果があるのか，それとも社会参加そのものが効いているのか，そのどちらが有効なのかを検討したものです．それを区別することができるのです．質問紙に「あなたはスポーツ組織に参加していますか」と聞いて，別の質問で「あなたは日常運動していますか」と聞きます．「運動していない」というのは，高齢者で週に運動が30分以下の座りがちの人です．この2つの質問で2×2で分けることができます．スポーツ組織に参加していて，運動している人は積極的な参加者としてカテゴリーを作りました（Box 19）．

それに対して，スポーツグループには参加していないけれど，普段一人で孤独に運動をしている人も2500人いました（Box 20）．

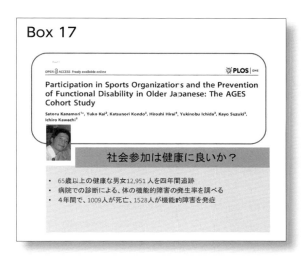

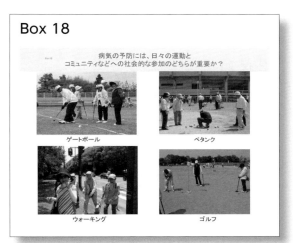

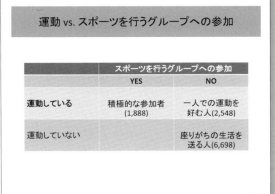

NoとNoと言った人が座りがちな生活を送る人で，スポーツ組織に属していないし運動もしていない人です．そして最後に，このグループが面白いのですが，スポーツ組織に参加しているのに運動していない（Box 21）．

　これは間違いの答えではなく，450人のそう答えています．こういう人はきっとグループに参加しているけれど，運動しているのではなく応援したり，組織の役割をしている人だと思います．

　これら4つのグループを比較して，スポーツ組織に参加するという，ソーシャルキャピタルが効いているのか，それとも運動が効いているのかを区別することが可能です．

　Box 22 が社会参加と要介護発生の多変量調整ハザード比（追跡期間：4年間）です．積極的な参加者を「リファレンス・グループ（対照群）」とすると，座りがちな生活を送る人は要介護発症率は1.6倍高い．予想通りの結果です．それに対して，一人で運動を楽しむ人は，ハザード比は1.29です（Box 23）．つまり要介護予防には，運動だけをしているというのはあまりよくない．運動をしてさらに組織に参加したほうがより健康的な結果が出るということを意味します．運動するならグループで一緒にしなさいということです．これが公衆衛生のアドバイスです．そして最後が受身の参加者です（Box 24）．

　なんとハザード比が有意でないのです．つまりこのグループは積極的なグループと同じリスクであるということです．この場合参加しているだけで要介護の予防には十分効いている．これは大変な結果だと思います．私は運動で苦しむくらいなら，社会参加したほうが良いのではないかと思いました．

Box 21

運動 vs. スポーツを行うグループへの参加

	スポーツを行うグループへの参加	
	YES	NO
運動している	積極的な参加者 (1,888)	一人での運動を好む人 (2,548)
運動していない	受け身の参加者 (447)	座りがちの生活を送る人 (6,698)

Box 22

社会参加と要介護発生の
多変量調整ハザード比（追跡期間：4年間）

	N	Adjusted HR (95% CI)
積極的な参加者	1,888	1.00
座りがちの生活を送る人	6,698	1.65 (1.33-2.04)

Kanamori et al. 2013, Table 5.

Box 23

社会参加と要介護発生の
多変量調整ハザード比（追跡期間：4年間）

	N	Adjusted HR (95% CI)
積極的な参加者	1,888	1.00
座りがちの生活を送る人	6,698	1.65 (1.33-2.04)
一人での運動を好む人	2,548	1.29 (1.02-1.64)

Kanamori et al. 2013, Table 5.

Box 24

社会参加と要介護発生の
多変量調整ハザード比（追跡期間：4年間）

	N	Adjusted HR (95% CI)
積極的な参加者	1,888	1.00
座りがちの生活を送る人	6,698	1.65 (1.33-2.04)
一人での運動を好む人	2,548	1.29 (1.02-1.64)
受け身の参加者	447	1.16 (0.76 – 1.77)

Kanamori et al. 2013, Table 5.

■しかし,Xは本当にYの原因だろうか?

以上はあくまで観察実験なので,この暴露はアウトカムに因果関係にあるのだろうかということは疑問に思う方もいらっしゃると思います(**Box 25**).

因果関係を実証するには,2つの条件を考えなければなりません(**Box 25**).一つは対立仮説#1: 逆因果です.社会参加するのは,健康に良いように見えるのですが,健康状態の良い人が,社会参加しているという逆因果の可能性が考えられます(**Box 26**).

先ほどの調査も,ベースラインの健康を調べてはいますが目に見えない部分で,このような逆因果が効いている可能性もあります.次に対立仮説 #2: Confounding (交絡) があります.観察された関連は,観察されなかった要因による影響を見ている可能性もあります.たとえば,十分調整できなかった,うつ,気性,性格などです(**Box 27**).

社会参加と健康状態に,第3の目に見えない変数で交絡している可能性があります.

ですから観察実験だけで信じていない人を説得することはできません.どのようにしたら因果性を証明できるでしょうか?(**Box 28**)

我々がやりたいのは実験です.本当に明確に実証したい場合は,コイントス(コイン投げ)をして実験すべきです.コイントスをやって,表が出たら対象者を強制的に社会参加させ,裏が出たら強制的に運動をさせないということをして,何年か追跡して結果が出たら直接結果を比較して,因果関係を実証することができます.そういうことは倫理的な懸念もありますので,やむを得ず別の

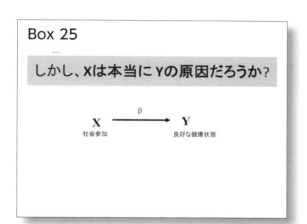

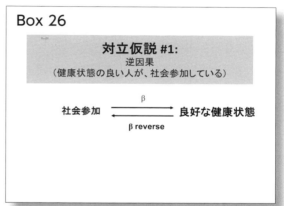

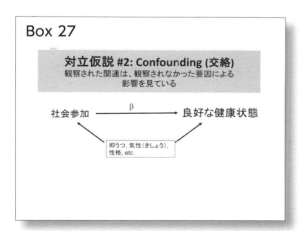

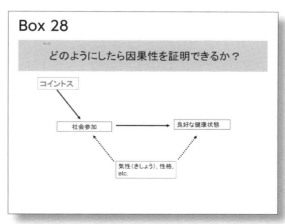

方法で因果関係を実証しようとします．それがInstrumental Variable (IV：操作変数)です（**Box 29**）．

IVとは，全部に当てはまる要因をデータの中に探します．観察データの中でも要因「Z」を見つける．要因「Z」は，「xに影響を与えるが，直接的にはyに影響を与えない」変数で，そのような変数を探し出します．そうすれば因果関係に近づく調査ができるのではないか．Xはこの場合は社会参加です．yは死亡率や，health outcomeです．Uは目に見えない交絡変数です．IVは外部に存在するもので変動を与えるもので，コイントスのような変数を探します．

■ケーススタディー　武豊町 介入研究

これは愛知県武豊町の介入実験です（**Box 30**）．

2007年に武豊町は，healthy agingを目指した市民運動を開始しました．介入方法は，「サロン」と呼ばれる高齢者のためのコミュニティーセンターを開設しました．住民の中には，当時すでに進行していた Aichi Gerontological Evaluation Study；AGESに参加している住民もいました．

Box 31がそのサロンです．現在全国の市町村で同じようなことを，「福祉広場」や「カフェ」と呼んで行っています．後述する被災地でのサロンは「居場所カフェ」と呼ばれています．このような社会参加を通して健康状態が良くなるかを調査したのがAGESの研究です．サロンプログラムにおける参加者/不参加者の自己健康感(SRH)：「とてもよい」「まあよい」の割合（**Box 32**）を見ますと，ＳＲＨをサロンが始まる前（2006年）と開始後（2008年）を比較すると，自分の健康度が非常に良いと答えた人の割合を縦軸にする

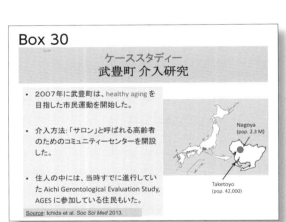

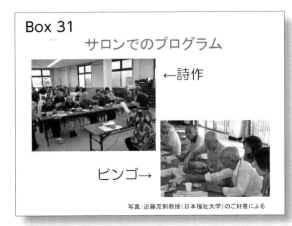

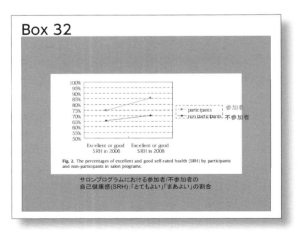

と，サロンに参加した人のほうが，サロンが始まったあとより健康が良くなっています．

ところがお分かりのように，ここにはバイアスが入っていますね．サロンが開く前の状況を見ますと，サロンが開く前からサロン参加者の健康度のベースラインは良いです．これが前述した逆因果です．サロン参加者と不参加者を比較しても，バイアスが入っています．逆因果の影響で，健康の良い人がサロンに参加しているからです．これをどのように乗り越えて因果関係を証明したらよいのでしょうか．これを研究した論文が，市場行信ほか：社会参加は高齢者の主観的健康感を改善するか？準介入研究（Box 33）です．武豊町在住の高齢者2,795名が参加したコホート研究です．ここでは，先述の操作変数を用いています．サロン参加を左右させるコイントスに似たような操作変数を使って行う解析の方法です（Box 34）．

われわれが考えた操作変数は，各参加者の住所からサロンまでの距離を測ったものです（Box 35）．

■サロンまでの距離をIVとして使うことができるか？

距離はコイントスのような効果があるのです．2007年に武豊町の行政がサロンを始めたときには，サロンを作った場所は，保育園が空いているからここに作ろうといって作ったのです．住民の立場から考えてみると，偶然にいろいろなところにできたのです．2007年から始めて2012年までには10か所開いたのですが（Box 36），開いた場所はほぼランダムですが，それをコイントスみたいに扱って，操作変数を使って解析できるのです．

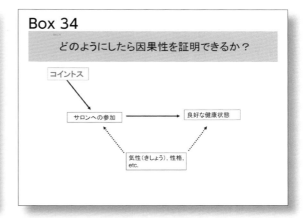

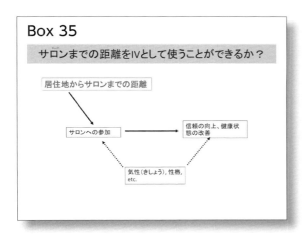

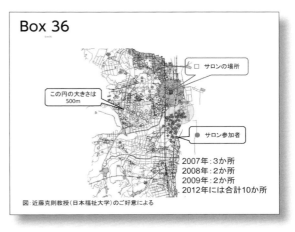

自分の住所から遠いところにサロンができた場合は，サロンに参加しにくい．逆に自分の住所に近いときは参加率が増えているのではないかということを用いて解析を進めます．

はじめに証明したいのは，サロンまでの距離と参加の確率に関連が見えるかということです．AGESの参加者の中には，2km以上離れたところにできたサロンにはほとんど参加していない．250m以内にサロンができた人は20％の人が参加しています（Box 37）．

ですからこれが操作変数を行う一番の条件となるのです．Box 38の式を用いて，2段階の分析を進めます．まず上の式を見てください（第1段階）．この$\hat{X}$はサロンの参加率を示したものです．確率をアウトカムとした場合，距離の逆数がZです．これが操作変数で，操作変数に従って参加率が上がるか下がるかを調べます．次に下の式（第2段階）を見てください．Yは主観的健康度で，サロンまでの距離によって左右されたサロンの参加の確率を入れて計算します．これが操作変数の解析の方法です．

第1段階の結果Outcome：サロン参加確率（Box 39）を見ますと，サロンまでの距離の逆数をとると有意に出ています．遠い人は参加しないし，近い人はより多く有意に参加している．ベースライン時の主観的健康観（z値）を式に入れても有意に残ります．

第2段階の結果Outcome：主観的健康z値（Box 40）を見ますと有意に見えます．ですからサロン参加者のほうが健康が良くなっています．

以上で述べたことは，観察データだけで見ると必ずバイアスが入っています．このような因果関係に近づいた，つまり実験のような解析のしかた

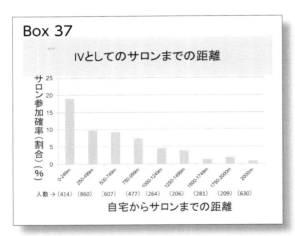

でも，サロン参加というのは健康に良いということを証明したことになる，ということです．社会参加というのは，ソーシャルキャピタルの単純な指標ですが，このように我々はソーシャルキャピタルと健康の関連について，研究・調査を行ってきました．

■ソーシャルキャピタルと災害レジリエンス（精神的回復力）（Box 41）

ソーシャルキャピタルは健康に良い影響を与えますが，とくに災害のあとの復興に非常に重要であると最近言われています．そのメカニズムとして3つ挙げられます．

1. 非公式な社会統制 (informal social control)
例）災害後の略奪 (looting) の予防（Box 42）

ネットワークが密であることによって，犯罪がしにくい．逆にソーシャルキャピタルが弱い地域では災害が起こった後，略奪が発生します．それに比べると東日本の大震災の後で海外のマスメディアで取り上げられたように略奪は全くありませんでした．（Box 43）

2. 互酬性（Collective efficacy）
コミュニティーが協調行動をする能力（Box41）
例）地域の震災救助活動（Box 44）

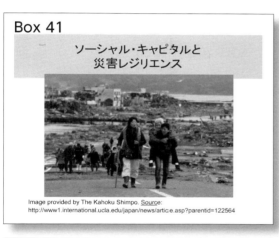

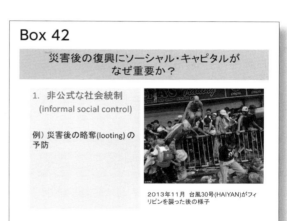

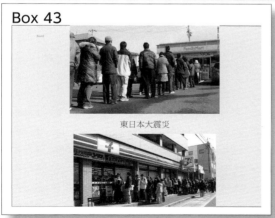

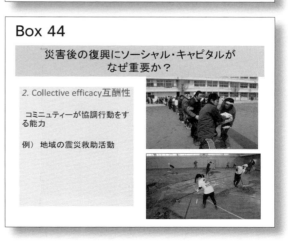

3. ソーシャル・サポート（Box 45）

社会的なつながりは，「非公式な保険」(informal insurance) として機能します．

被災者は，震災前から存在した人々のつながりを通じて，経済的・情報的・感情的なサポートを得ることができます．

我々が災害時のソーシャルキャピタルに目を向けた契機が，Japan Gerontological Evaluation Study；JAGESのコホート研究です．（Box 46）

これは全国11万人の対象者をもとにしたhealthy agingのコホート研究で，2010年に始まって北海道から沖縄まで調査していますが，そのフィールドの一部が宮城県の岩沼市でした．（Box 47）

ベースラインができたのが震災が起こる7か月前でした．7か月前に住民にソーシャルキャピタルの質問をしたり，健康やライフスタイルのすべてを把握した後，大震災が起こったのです．偶然，震源地から80km西の位置にあったので，津波に直撃されました．

Box 48は住民がどこに住んでいるかがわかりますが，これを見ると自然実験になっているのです．ある方は津波で家が壊れた，ある方は逃げることができた．それを大震災前後で比較して，震災前から実在する地域のソーシャルキャピタルが震災後の復興に効いているのかが検討できます．

Box 49はわれわれの仮説です．
・震災後に，より高いソーシャルキャピタルの地域に住む人は，そうでない人と比べると，身体的・精神的な状態の回復が早いのではないか．
・ソーシャルキャピタルについての調査項目：市民活動，非公式な近隣との交流，近隣間の信頼

ここで紹介したい論文は，引地博之ほか．「地域の社会的な結びつきはPTSD（心的外傷後ストレス障害）の発症を予防するか？東日本大震災前後のパ

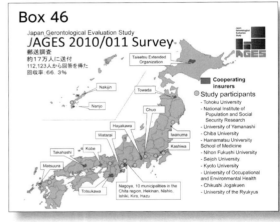

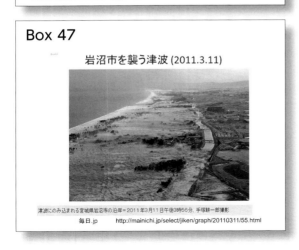

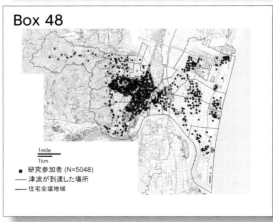

ネルデータを用いた解析結果から」です．(Box49)

災害後はＰＴＳＤが最も目立つ問題です．ＰＴＳＤは同じような災害に暴露しても，どのような人がＰＴＳＤになるかはいまだに明瞭ではありません．ＰＴＳＤのリスクファクターはよく知られていません．われわれは，地域のソーシャルキャピタルはＰＴＳＤの予防に効いているかを調べました．岩沼では，11％が重症です．(Box 51)

阪神・淡路震災のときとほぼ同じです．この調査は，震災前のコミュニティーのソーシャルキャピタルがＰＴＳＤの予防の要因に効いているかが目的です．コミュニティーとはなにかで，我々が使ったのは，岩沼市の99の行政区です(Box 52)．これは行政がその単位で災害予防の訓練のベースとしてすでに用いてきたからです．地域の単位として扱うことできるのです．この単位で住民のソーシャルキャピタルを聞いて，99の行政区にまとめて，暴露として検討しました．

Box 53がＰＴＳＤ発症のリスク因子です．身近な人が震災で亡くなった人はＰＴＳＤが1.9倍高いです．家が壊れた人も1.6倍高い．災害前にベースラインにうつ状態だった人は2倍高いです．こうした因子を調整したあとでも，残るのがソーシャルキャピタルです．地域の震災前のソーシャルキャピタルは，震災後のＰＴＳＤに非常に強く関連しています．

Box 54は社会的結びつきとPTSD発症を示します．社会的結びつきに対する個人の認識(1-5段階)で結びつきが強いと言った人のほうが，PTSD発症のオッズ比が20％低い．そして地域にまとめたソーシャルキャピタルも有意に効いています．ソーシャルキャピタルの強い地域に震災前に住んでいた人のほうが，ＰＴＳＤ発症率が30％低い．有意に下がっています．

ソーシャルキャピタルがいかに災害の復興に効いているかを示しています．

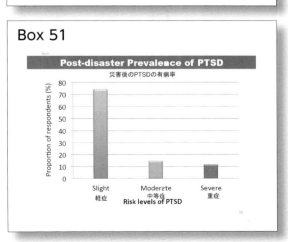

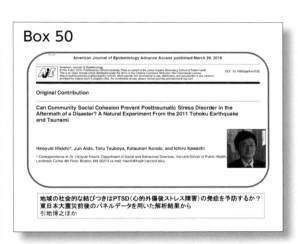

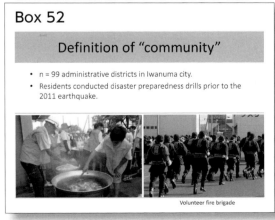

Box 53
PTSD発症のリスク因子

	オッズ比 (95% 信頼区間)
親近者の喪失	1.9 (1.6 – 2.3)
家屋の損壊	1.6 (1.4 – 2.0)
災害前のうつ状態	2.1 (1.8 – 2.5)

本解析では、性別、年齢、学歴、等価収入、空間ラグ(spatially lagged)学歴、空間ラグ等価収入、空間ラグ親近者の喪失、空間ラグ家屋の損壊を調整している。
Note: Sex, age, educational attainment, equivalized income, spatially lagged educational attainment, spatially lagged equivalized income, spatially lagged loss of loved one, & spatially lagged housing damage were adjusted in this analysis.

Box 54
社会的結びつきとPTSD発症

	オッズ比 (95% 信頼区間)
社会的結びつきに対する個人の認識（1-5段階） Individual perception of social cohesion (1-5 scale)	0.8 (0.7 – 0.9)
地域の社会的結びつき Community social cohesion	0.7 (0.6 – 0.9)

本解析では、性別、年齢、学歴、等価収入、空間ラグ(spatially lagged)学歴、空間ラグ等価収入、空間ラグ親近者の喪失、空間ラグ家屋の損壊を調整している。
Note: Sex, age, educational attainment, equivalized income, spatially lagged educational attainment, spatially lagged equivalized income, spatially lagged loss of loved one, & spatially lagged housing damage were adjusted in this analysis.

Box 55
震災10日後

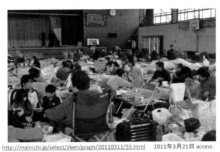

http://mainichi.jp/select/jiken/graph/20110311/55.html   2011年3月21日 access

Box 56
8ヶ月後

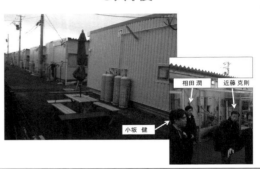

相田 潤   近藤 克則
小坂 健

Box 57
ソーシャル・キャピタルと災害レジリエンスの間のメカニズムは？

仮設住宅に入居するとき 2つの方法:

a) ランダムに仮設住宅に入居
b) 集団移転：被災前のつながりを保持したまま仮設住宅に入居

Koyama Shihoko, Aida Jun, et al. (2014): "Psychological distress after the Great East Japan Earthquake and the tsunami: Significance of preserving social support during resettlement". Tohoku J. Exp. Med. In press.

Box 58

仮設住宅への入居方法による
「近隣者からの社会的支援の受け入れ」と「近隣者への社会的支援の提供」の割合
Receipt and provision of social support from neighbors, by resettlement method

社会的支援の受け入れ（集団での入居 Group N=68；抽選による入居 Lottery N=16）／社会的支援の提供（集団での入居 Group；抽選による入居 Lottery）

Box 59
Does exposure to disaster increase risk of cognitive decline?

Increased risk of dementia in the aftermath of the 2011 Great East Japan Earthquake and Tsunami

Hiroyuki Hikichi, Jun Aida, Katsunori Kondo, Toru Tsuboya, Yusuke Matsuyama, S. V. Subramanian, and Ichiro Kawachi

PNAS, November 2016

Box 60
Risk factors for cognitive decline in the aftermath of disaster

- PTSD symptoms
- Depression
- Residential dislocation
- Social isolation

■ Policy implication 政策的示唆は？

　災害が起こる前のソーシャルキャピタルが高いからPTSDになりにくいというのは，どのように政策に関連するのでしょうか．Box 55は震災10日後の光景です．家が壊れた被害者はみなこのような避難所に住んでいました．何のプライバシーもない共同生活です．皆さんは仮設住宅ができるまで我慢しています．

　Box 56は岩沼市の仮設住宅です．Box 55からBox 56に移動するときに，行政は2つの方法を使ったと言います．1）ランダムに仮設住宅に入居する，2）集団移転：被災前のつながりを保持したまま仮設住宅に入居する，の2つです．1）だと抽選で当たればより早くここから逃げられる．しかしそれだと地域のつながりが絶たれます．震災前にあったソーシャルキャピタルを台無しにしてしまいます．一方2）の集団移転だと，震災前のソーシャルキャピタルを保存したまま，集落全体で移動する．ある方は，ばらばらになるのなら，共同生活のままでいるとおっしゃった人もいたそうです．

　ですからこの2つを比較すると（Box 57, 58），集団で移動した人のほうが社会的支援の受け入れ，そして社会的支援の提供の割合が，抽選による移転よりも高いです．これが政策への示唆だと思います．PTSDを予防するには，震災前の社会的なつながりを保つために，避難所から仮設住宅に入居する際に，みなさんのつながりを保存したまま行うべきであるということです．

　もう一つの論文を紹介します（Box 59）．災害の被害はPTSDだけではありません．認知症にも関連しています．これはほとんどの人が気づいていなかったと思います．今後様々な災害，洪水，台風が起きてくると思います．その中で最もリスクが高いグループは高齢者です．将来の災害の犠牲者は高齢者を考えなければなりません．高齢者の災害後のリスクは，私は認知症だと思います．それを実証したのはBox 59の論文です．

　災害の後の認知機能を下げる効果があるリスクファクターは，PTSD，うつ，家が壊れて仮設に移動，社会的孤立です．（Box 60）

　これは同じ岩沼studyで行った研究ですが，岩沼では認知症のアウトカムをどのように把握しているかというと，日本の要介護の予後で，家庭訪問をして認知症の状況を把握しています．（Box 61）

　その際にMMSEに近いような方法を使って認知症の病状を測っています．最終的には医師が入った審査会で認定されます．8ポイントのスケールがあります．

　Box 62が個人レベルの最初の結果です．震災前と後を比べて，脳卒中，うつ，PTSDになった人は有意に認知症のリスクは高まったことがわかります．0.2や0.1というとあまり高いように見えませんが，ベースラインで85歳の人は3年間に0.3ポイント認知症のスケールが高まりました．それと比較すると深刻な事態であるということがわかります．

Box 61

Assessment of incident dementia symptoms

- From in-home assessment by trained investigators using standardized protocol.
- Similar to MMSE (orientation, short term memory)
- Review by municipal certification committee including physicians.
- 7-point scale

Box 62

First differences analysis
Risk factors for dementia symptomatology (7-point scale)

	β coefficient (95% CI)
Stroke	0.2 (0.1 – 0.3)
Depression	0.1 (0.04 – 0.2)
PTSD	0.1 (0.03 – 0.2)

*For comparison – an 85 year old individual increased 0.3 points on the dementia scale over the same period.

また，地域の人と交流が減ってしまったという人も認知症のリスクは有意に上がります．(**Box 63**)

では家が壊れた人はどうでしょうか．(**Box 64**)

岩沼では2人の専門家が各戸訪問をして，4ポイントスケールで測っています．(**Box65, 66**)

破損なしと一部損壊は有意に認知症のリスクは上がっていません．ところが半壊と全壊では有意に認知症のリスクは上がっています．全壊した人は，85歳が3年間に認知症になるのと同じリスクで認知機能が落ちています．

それではどのようにソーシャルキャピタルが関連してくるのでしょうか．ソーシャルキャピタルは家が壊れて認知症になったときに，その効果を緩和しています．(**Box 67**)

震災前と後を追跡したときに，High-Lowというのはベースラインで地域での交流が高かった人は2013年に仮設にランダムで移動して，交流がなくなってしまった人は，より早く認知機能が落ちています．

High-Highの人は年齢が3年進んでいますから，やや上がっていますが，でもこれほどではありません．地域の交流，ソーシャルキャピタルの一つの側面ですが，認知機能の予防に効いているということが言えます．家が壊れたときに認知症の病状を緩和しています．

災害が起きたときの政策への示唆は何でしょうか．「居場所カフェ」のようなものを作って，皆さんに交流していただいて，社会参加を高めて，そしてソーシャルキャピタルを立て直すことです．

Box 63

First differences analysis
Risk factors for dementia symptomatology (7-point scale)

	β coefficient (95% CI)
Stroke	0.2 (0.1 – 0.3)
Depression	0.1 (0.04 – 0.2)
PTSD	0.1 (0.03 – 0.2)
Lost social interactions with neighbors	0.1 (0.03 – 0.1)

Box 64

How about housing damage & relocation?

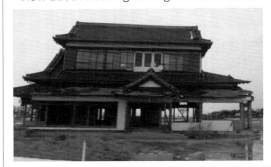

Box 65

Housing damage & dementia symptomatology

	β coefficient (95% CI)
No damage	Reference
Partial	0.05 (-0.01 – 0.10)
Minor	0.07 (-0.02 – 0.16)
Major	
Destroyed	

Box 66

Housing damage & dementia symptomatology

	β coefficient (95% CI)
No damage	Reference
Partial	0.05 (-0.01 – 0.10)
Minor	0.07 (-0.02 – 0.16)
Major	0.12 (0.01 – 0.23)
Destroyed	0.29 (0.17 – 0.40)

Box 68は大船渡で行われている「居場所カフェ」です．災害を経験した人，そうでない人も皆さんが集まって，近所の社会参加を高めています．

Box 69が，岩沼プロジェクトのチームの皆様です．このプロジェクトは米国のＮＩＨ（国立衛生研究所）からも評価されています．

■まとめ
Box 70

日本の長寿は，私のような社会疫学者に言わせると，決して生活習慣や保健制度だけでは説明しきれないものがあります．実に日本社会は強い地域のソーシャルキャピタルが特徴であって，長寿大国の一つの secret ingredient（隠し味）だと思います．今日の討論の中でも，どうやって臨床医の皆さんにソーシャルキャピタルという概念を生かして，日本人の長寿を保つかを話し合いたいと思っています．

以上です．ご清聴ありがとうございました．

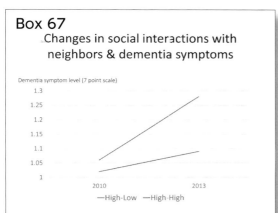

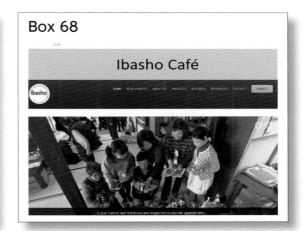

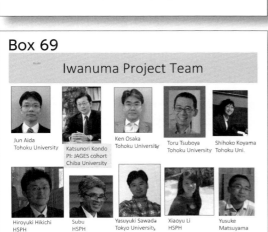

質疑応答

横林:ありがとうございました.時間の関係でおひとりだけフロアからの質問をお受けします.

フロアから:貴重なレクチャーをありがとうございました.人と人とのつながりが良い効果を生み出すというのはよくわかる部分がある反面,一方で日本はかつてムラ社会と呼ばれ,人と人との結びつきが強すぎて,非常にストレスであるという側面もあります.程よいつながり方というのはあるのでしょうか?

イチロー・カワチ:今日は触れませんでしたが,ソーシャルキャピタルにも dark side(負の側面)はあります.日本では生活しにくいというのは dark side ですね.周囲に常に観察されていて,気をつかいながら生活している.最悪の場合,「村八分」みたいな羽目になってしまう.これはソーシャルキャピタルの dark side です.おっしゃるようにソーシャルキャピタルは,単に強化するのは賢い介入のしかたであるとは思いません.日本の社会ではただ強化するのではなく,多様性のあり橋渡しのようなつながりを作ったほうがいいのではないでしょうか.実際は介入するときは,そこまでじっくり考えたものは今のところはまだできていません.負の側面を十分認識しながら,介入しないと失敗する可能性もあると思います.

横林:ここで本日の会場をご提供いただいた岡山雅信先生(神戸大学大学院地域医療教育学部門)にご挨拶をいただきます.

岡山:会場の地域医療活性化センターについてご紹介します.本センターは神戸大学付属で 2014 年に開設されました.目的は,医師,看護師,保健師など地域医療の人材を育成することです.現場の先生方の研究は地域医療の原点ですので,この場を活用していただきたいと思っております.当初参加者は 40 名の予定でしたが,注目度が高く,本日の参加者は 66 人となりました.本センターは,過疎地の医療がどのようになっているかをご紹介しますので,ご興味のある方はご見学をお願いします.本日はどうぞよろしくお願いいたします.

横林:では休憩に入る前に,集合写真を撮影しますのでお集まりください.

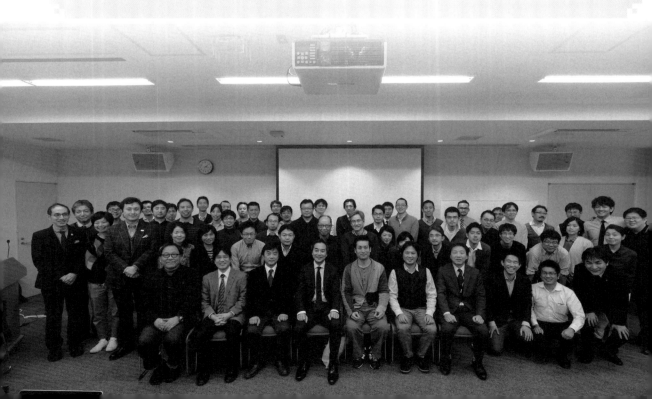

当日講演②
社会疫学とCBPR
(Community-Based Participatory Research)

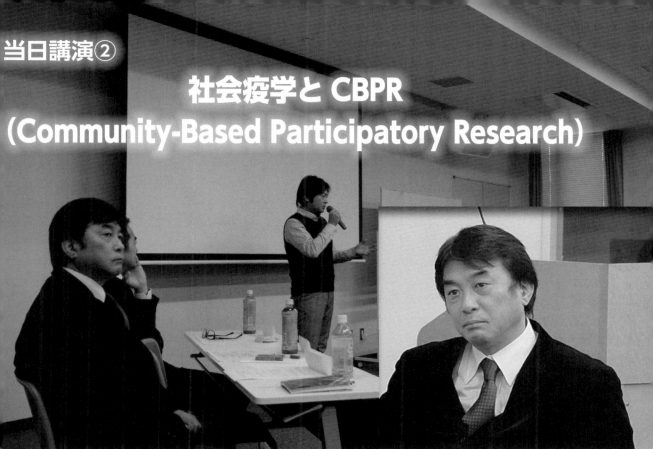

演者：大木 秀一（石川県立看護大学健康科学講座）
司会：横林 賢一（広島市・ほーむけあクリニック）
参加者：全国からお越しいただいたジェネラリストの先生方　約60名

横林：ただいまより「社会疫学とCBPR」というテーマで大木秀一先生にレクチャーをお願いします．大木先生はこの「社会疫学とCBPR」というテーマでご論文をお書きになっています（大木, 彦：Community-Based Participatory Research（CBPR）：その発展および社会疫学との関連．石川看護雑誌, 8, 9-20, 2011）．私はそれを読んで，このような領域があることを知り，興味を持ち，私自身イチロー・カワチ先生のもとへの留学につながりました．本日は直接お話を伺えるということでたいへんうれしく思います．CBPRに関しては今からお話があると思いますが，社会疫学あるいはソーシャルキャピタルというものをどのようにして研究また活動に結びつけ，地域に還元していくかということは，総合診療医としては必要ではないかと思います．では大木先生，どうぞよろしくお願いいたします．

ただいまイチロー・カワチ先生から社会疫学についてのすばらしいレクチャーがありました．本日ご出席の先生方はおそらく公衆衛生領域の方が多いと思いますので，疫学についての概念はご存知だと思います．しかし，実際に地域住民とかかわって医療を展開するときに，果たしてそれがどこまで通じるのか，その辺は私自身も悩んだところです．本日はCBPRというツールをご紹介したいと思います．雑誌「治療」の今月号（2017年1月号）で横林先生も触れておられますので，ご参照願います．

Box 1に私の自己紹介を示します．

■ CBPRとの出会い

2010年度にVisiting Scholarとしてシアトルのワシントン大学に短期留学した際の受け入れ先が，CBPRを専門とし石川県立看護大学大学院招聘教授の文化人類学者Noel.J.Chrisman博士でした．文化人類学的な視点，例えば参与観察あるいはコミュニティにおける文化という概念を基本に，生態学的モデルを用いて，集団レベルで米国での社会的マイノリティの健康格差是正を目指すという着想に，今後の社会疫学研究に有用だと直感したのです．ちなみに，CBPRは米国公衆衛生大学院の新重要項目の1つに位置付けられています．

私自身が地域活動を開始したのが2004年ですから，それほど実践経験が長いわけではありません．自分のやってきた地域活動の理論的裏付けを整理しつつ，所属大学の紀要である石川看護雑誌に2010年以降ほぼ毎年総説を書いてきました．そのテーマをBox 2に示します．結局，多くの人が行きつく概念やモデル，文献はかなり共通してくる気がします．まず，2010年にコミュニティ，自助グループ（セルフヘルプグループ），エンパワメント，ネットワーク，内発的発展などをキーワードに当事者との連携を論考しました．そして，CBPRというツールを導入し，翌2011年に「CBPRと社会疫学」を発表しました．これを横林先生がご覧になって連絡を頂いたのが今回のきっかけです．その後は，ライフコースを通じたケアの重要性，工学分野におけるユニバーサルデザインと公衆衛生における当事者支援の類似性，支援と研究を両立する一モデルの提案などを論考してきました．全てオープンアクセスですから関心のある方は是非ご覧ください．

■ CBPRの簡単なイメージ（Box 3）

CBPRは，Community-Based Participatory Researchの略です．医学中央雑誌のシソーラス語にもなっています．和訳は地域社会参加型研究です．ですから「コミュニティ」，「参加」，「研究」の意味付けによりその考え方も多彩です．また公衆衛生におけるアクションリサーチということで，来る人を待っているのではなく，研究者自らがコミュニティに入り込んでいくタイプの研究で

Box 1　自己紹介

1. 出身は保健学，医学
   現在の担当科目は疫学・公衆衛生学
2. 専門分野：多胎の研究（発達行動遺伝学）
3. 看護系大学赴任を期に2004年から地域での実践活動を展開，そのツールにCBPRを採用
   テーマは多胎家庭（健康課題のある社会的少数派）に対する育児支援など
4. NPO法人いしかわ多胎ネット理事（2005～）
   社団法人日本多胎支援協会理事（2010～）

Box 2

『石川看護雑誌』における演者の総説
自分なりに方法論を整理（行きつく先は同じ）

2010年	コミュニティにおける自助グループを基盤とした支援ネットワーク
2011年	CBPRと社会疫学
2012年	ライフコース疫学
2014年	既存データの有効活用（モニタリング）
2015年	ユニバーサルデザインと公衆衛生的アプローチ
2016年	多胎育児支援と研究の両立

す．従って，生身の人間同士のやり取りを伴いますから，通常の研究とは違った意味でのストレスがありますし，文化や価値観の違いを乗り越えなければならず忍耐も必要です．そして，なかなか論文にできないという，研究者にとってはある意味致命的とも言える研究です．実践現場に参加して，実践を通じてその効果を検証するという手法ですから，考え方自体は古くからあります．研究者が社会的弱者あるいは社会的少数派のコミュニティに入り，協働して活動することで健康格差を是正するわけです．対象は広範で，一般の地域住民で，例えば，要支援レベルの高齢者でもよいのです．もともと米国発の研究ですので，米国の社会的な状況や今日的課題，例えば貧困層や人種的マイノリティなどの健康格差是正など，の影響を強く受けています．そして，研究であり，かつアプローチ（手法）でもある点が難しいところです．CBPR approach to research という表現も頻繁に出てきます．さらに，いわゆるPDCAサイクル（plan-do-check-act cycle）という循環を繰り返しながら徐々に成果を上げていこう，状況を改善していこうとするので，成果が出てくるまでに時間もかかります．

Box 4 に社会的な弱者・少数派の特徴を示します．先ほどの講演はソーシャルキャピタルと健康に関するものでしたが，彼らこそが，まさにソーシャルキャピタルの乏しい人たちの代表とも言えます．社会的な弱者は健康弱者になりやすい．しかも，自らの健康課題に気が付いていない場合も多い．あるいは，気が付いていても健康に無関心な場合も多いわけです．ではどうすればそうした人たちの状況を改善できるのか．それを実際にやってみるのがCBPRです．社会的な少数派は，場合によっては自助グループ（セルフヘルプグループ）を作り，悩みを共有し合います．しかし，自助グループは経済的にも人的にも非常に脆弱です．多くの場合，患者会や家族会には資金がありません．そして，人材が乏しい．意を決して保健行政機関に訴えても，「厳しいのはあなただけではありません」と言われることもあるわけです．感情論だけではなかなか行政機関は動きません．しかも，社会的に弱い立場の人々は発言権もパワーも少なく，専門職にうまく自分たちの置かれた状況を訴える手段を知りません．

Box 5 で三角形は育児家庭全体を示します．例えば，保健所が主催する育児教室に来ることができるのは図の三角形の上部にある限られた人たちです．待っていれば来る人は，多くの場合健康状態が良い人たちです．しかし，情報があるけれど参加できない人，情報があっても無視している人，さらには情報そのものが行き届いていない人が結構いるわけです．個別の支援や育児サークルだけではなかなか有効な対応はできません．このような場合に，公衆衛生でいう集団アプローチ（population approach）が有効です．これは育児状況を全体的に少しだけ改善することで，結果と

Box 3

CBPRの簡単なイメージ

1. Community-Based Participatory Research
   （医中誌シソーラス語：地域社会参加型研究）
   ＊コミュニティ，参加，研究の意味付けにより多彩
2. 公衆衛生におけるアクションリサーチ
   （考え方自体は古くからある）
3. 社会的弱者・少数派の健康格差是正：対象は広範
   （社会的決定要因を重視する）
4. 研究であり，かつアプローチ（手法）でもある
   CBPR approach to research
5. PDCAサイクル，持続可能性

Box 4

社会的な弱者・少数派の特徴

1. 健康弱者になりやすい（その程度は様々）
2. 健康課題に気が付いている人、いない人
3. 健康に関心のある人、ない人
4. 自助グループ（基盤が脆弱）で支え合い
⇒パワーも発言権も少ない、
　行政機関に訴える手段を知らない

して多くの効果をもたらす戦略です．これに対して，健康課題が顕在化した人々，あるいはリスクが高い人々に限って対応するのがハイリスクアプローチです．

CBPRが重要と考えられる理由を述べます．Box 6に従来の医療系研究の課題を示します．これまでは，実証主義を優位と考える価値観が中心です．臨床疫学でいうエビデンスでは，集団における客観データの統計的解析結果を重視します．従って，患者の語りをデータとするタイプの研究（いわゆる質的研究）は，エビデンスレベルが低いとみなされます．また，観察研究よりは積極的な介入研究が重視されます．これまでの研究は，多くの場合研究者目線での研究ですから当事者の視点が欠如しがちです．例えば，実態把握や状況改善を目的にアンケート調査を実施しますが，研究の立案に当事者が参加することは殆どありませんから，本当に相手が望んでいることをつかみ切れているかは疑問です．当事者の視点がないわけです．また，データを提供してくれた研究参加者に直接的な利益が還元されない．研究参加者は論文の別刷りをもらっても特別うれしいわけでもないわけです．

医療人類学から見た疫学研究はどうでしょうか（Box 7）．疫学研究は「文化」という視点が殆どないと指摘されています．研究者はコミュニティのメンバーあるいは地域住民がどのような文化を持っているかを知りません．疫学の中でも，社会疫学は文化的な要因を重視する分野だと思います．しかし，社会疫学においても文化を多変量解析の変数レベルで扱うわけですが，文化とはそれほど単純なものでしょうか．従来の疫学研究では「信念」「認識」「価値観」「コンテクスト（背景）」などの概念をあまり重視してきませんでした．もちろん，これは疫学で扱うテーマにもよるわけです．また，因果関係の証明だけに囚われすぎた疫学のパラダイムを「リスクファクター疫学」「ブラックボックス疫学」などと呼ぶこともあります．そして肝心なことは，疫学研究で得られた結果，つまり疾患や健康におけるリスクファクターが分かったとしても，これがなかなか行動変容には結びつかない．なぜなら効果的な介入には，介入する相手の価値観など文化の視点が不可欠だからです．このようなことが背景にあるのです．

Box 8はこの分野の先駆者の一人であるIsraelによるCBFRの定義です．定義自体は特別難解なわけではありませんが，ここに書かれていることを実行するのはそれほど容易なことではありません．CBPRそのものは町作りに特化したツールではありません．あるコミュニティが抱える健康課題を集団レベルで変えていかなければならないときに，対象になっている人たちが，どういう価値観や文化を持っているかを知っていないと，画一的なやり方では変わっていかないと思います．そのような場合でもCBPRは有用です．例えば，「糖分の過剰摂取は血糖値を上昇させる

から，糖分は控えめに」と専門職がいっても，果物の産地では日常的にお客さんに果物をふるまっており，それで血糖値が上がるとは思っていません．「糖分の取りすぎは動脈硬化につながります」とただ医学的な常識をいったところで，実感しにくいわけです．健診会場でやっている保健指導も同じです．専門家からの知識の押し付け，つまり上から目線の「指導」になりやすい．そうではなくて，ある地域の血糖値が平均的に高いのであれば，なぜそのような状況が生じてきたのかを多面的に考えなければいけないわけです．いきなり運動プログラムを取り入れる前に，例えば，食習慣や食文化など，あるいは日常的な歩行の様子とか移動手段とか，より生活に密着した行動様式なども知っていかないといけないわけです．

Box 9は参考までに，日本の地域看護分野でのCBPRの定義です．ここでは，CBPRを活動あるいは取り組みと定義しています．しかし，個人的にはこの考え方にはあまり賛成できません．確かに「地域保健に活かす」ということに重点を置いてCBPRをツールとして利用するのであれば，「取り組み」や「活動」というニュアンスを前面に出すことで，保健行政の実務者（主に保健師）を巻き込みやすいとは思います．しかし，仮に当事者と一緒に取り組んで活動を行ったとしても，それを研究成果（学術論文）として言語化していかなければ，誰に伝えることもできませんし，引用される（参考にされる）ことも少ないわけで

す．つまり，CBPRを研究だと意識しながらコミュニティの中に入り込むことで研究者の心構えも変わってくるわけです．また，定義の中に専門家／研究者という表記がありますが，実はこの区別もよく考えるとそれほど単純な話ではありません．研究職と専門職はある程度区別したほうが良いと考えています．ここでいう研究職とは主として大学人です．一方，専門職とは，例えば地域医療の現場にいる医師や保健師，保育士，あるいは病院にいる医師や，看護師，助産師などです．多くの場合，専門職にとってCBPRのような地域での実践活動は業務の主にはならないので，地域活動や地域支援をやりすぎると本来の業務に支障をきたします．後で述べますがCBPRの評価において（住民・専門職双方から）「疲労した」という意見が出ることがあります．多くの場合，専門職

Box 7

医療人類学から見た疫学研究
1. 「文化」という視点が殆どない
2. 社会疫学では文化を多変量解析の変数レベルで扱うが，それほど単純なのか？
3. 「信念」「認識」「価値観」「コンテクスト（背景）」を重視していない
4. 因果関係に囚われたパラダイム
   「リスクファクター疫学」「ブラックボックス疫学」
5. 結果が行動変容には結びつきにくい
   効果的な介入には文化という視点が不可欠
* 疫学自体が知識生産システムの1文化である

(J. A. Trostle: Epidemiology and Culture, Cambridge University Press, UK, 2005)

Box 8

CBPRの定義（公衆衛生学分野）

「パートナーシップに基づく研究のアプローチであり，コミュニティのメンバー，組織の代表者，および研究者が研究プロセスのすべての局面で公平に参加する．パートナーはそれぞれの持つ強みと責任を共有し，与えられた健康課題とコミュニティの文化的・社会的なダイナミクスに対する理解を深める．得られた知識と実践活動を統合してコミュニティメンバーの健康と福祉の改善を図る」

（Israel et al., 1998, 2008, 2013）

Box 9

参考：CBPRとは（日本の地域看護分野）

「コミュニティの健康課題を解決し，コミュニティの健康と生活の質を向上するために，コミュニティの人々と専門家/研究者のパートナーシップによって行われる取り組み・活動」

コミュニティとは「人々が共通の特性，例えば価値や規範，文化などを持ち，そこに何らかの帰属意識を持ち，さらにそこに一定の連帯や支え合いの意識が働いている集団」

パートナーシップとは「異なる立場の機関や人たちでつくられた組織の活動を通して形成される，信頼し合いそれぞれの力をいかして育ちあう関係性」

（CBPR研究会, 2010）

にしろ，コミュニティメンバーにしろ，自分の業務や生活があるわけです．そこから時間を割いてCBPRにかかわっている．CBPRの活動にどこまでコミット（関与）するかは大きな問題です．その意味では，比較的自由に実践活動を行って業績にできるのは大学人です．ですから研究者がコーディネーターの役割を果たす場合も多いわけです．

Box 10は，2つの系譜を包括する概念としてのCBPRを示します．ヨーロッパではクルト・レヴィンが始めた社会学分野でのアクションリサーチ（AR）が昔からあります．知識を実践に応用して改善を図るというやり方です．一方，パウロ・フレイレはブラジルの教育学者ですが，当事者参加，成人教育，解放志向，参加型AR，エンパワメント，（途上国の）開発などを特徴としています．大まかに言ってしまえば，CBPRは現場での状況改善からより広範な社会変革まで，幅広い概念を含みうるということです．

Box 11は米国のCBPRに関する定番的な教科書です．この中で，Methods for Community-Based Participatory Research for Health（Israel et al., 2012）が最新のものですので，本日のこの後の説明では主としてこの書籍の内容を引用しています．どのようなKeywordsがあるかをご覧になると参考になると思います．

Box 12はCBPRに関する国内の書籍です．先にも触れた「地域保健に活かすCBPR」（CBPR研究会, 2010）という地域看護系の本は，保健師活動のツールとしてCBPRという考え方が役に立つといった内容です．後で説明するパートナーシップということを重視しています．「食育推進

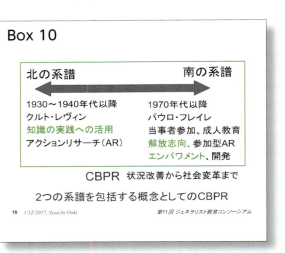

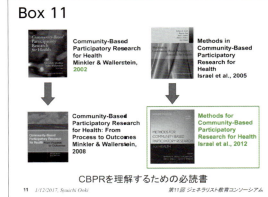

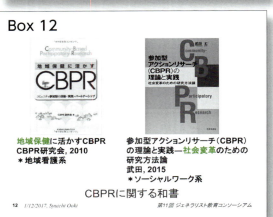

計画」「島嶼地方の感染症対策」「子育てネットワーク」など，どちらかと言うと皆さんの志向に近いかも知れません．一方，「参加型アクションリサーチ（CBPR）の理論と実践―社会変革のための研究方法論」（武田，2015）というソーシャルワーク系の本もあります．この本では，「社会変革」「解放志向」などの概念を前面に出しており，例えば「国際移住女性」「戦争被害」などのテーマまで扱っています．同じCBPRのテキストでも学問分野や専門性や志向によってこのような違いがあるわけです．しかし，いずれにしても考え方の本質に大差があるわけではありません．健康課題を抱える当の本人たちと向き合って話をしながら，相手の文化を尊重して協働しながら活動するということです．

CBPRの基本的な原則をまとめたのが，以下の9原則です（**Box 13**）．

1) コミュニティとは何でしょうか．同じ帰属意識を持った人々の集団です．それは地理的な区分でも，社会的な区分，例えば少数派でも構いません．
2) ではコミュニティにはどのような強みや資源があるのでしょう．これは物理的な資源でも人的資源でも構いません．重要なことは「強み」を考えていることです．弱いところからでなく，強いところを積極的に活用するわけです．
3) すべての段階で，平等なパートナーシップを持つ．パートナーシップを厳密に定義付けすることは非常に難しい問題です．人間同士の関係性ということで良いと思います．お互い信頼しながら，一緒にやっていく．CBPRではステークホルダー（利害関係者）が協働作業をすることもありますから，必ずしも濃厚な関係になる必要はなく，適度につながりがあって，顔が見え，意見を交わせたりするのが一番良い関係だと思います．
4) 協働の学びと能力開発の促進．これは非常に大事です．私も地域に出て，当事者から学ぶことが多かったと思っています．こうした当事者の経験的知識は決して医学書に書いてありません．こういう考え方もあるのだということを知ります．医療人が普通に使っている用語と，それを受け取る一般住民が同じ認識を持っているとは限りません．私は，地域活動に関する論文を書くときは，一緒にかかわっている地域住民に結果の解釈がこれでよいか確認をしてもらっています．研究者だけの世界だと，専門用語を使ったとしても，表面的な解釈であったり，現場の感覚とは全く異なることがあります．しかも，それが調査に協力した人が求めた答えかどうかも微妙な問題です．われわれには考えもつかない解釈があったりするわけです．分析結果の一つをとっても，やはり当事者の解釈には経験に裏付けられたリアリティがあります．これは貴重です．何も住民至上主義だと言っているのではありません．大事なことは，どこまで意見を交わせるかです．「これはこういう意味だと思いますよ」と言われるくらいにならないといけないのですが，これは簡単ではないので，長い時間が必要となります．
5) 研究と実践の統合が求められます．CBPRでは単に学術的な知識を生み出すだけでなく，その知識を活用したり，あるいは知識を生み出すプロセスを通じての意識の変化であったり，相互の学び合いであったりを健康課題の解決のための行動に結び付けることが重視されるわけです．
6) 地域密着性と生態学的な視点というのは，CBPRが米国で発展した背景とも関係します．従来，米国は個を尊重する国なのです．健康で言えば，いわゆる自己責任論です．健康格差といった場合，日本国内でも都道府県別にみると3年近い健康寿命の差があります．これが健康日本21＜第二次＞の重点課題ともなっています．これは個人レベルだけでは解決できない問題です．個人を取り巻く家族，地域，都道府県，日本，さらには世界という生態学的な視点が必要となります．社会疫学は，疫学の中でもこのような視点を持ち合わせています．

7) 循環的な反復のプロセスは，地域住民と一緒にやっていく時に，PDCA を繰り返しながら，徐々に改善のレベルをアップしていくことが必要です．
8) 結果の共有と協働による公開は重要です．CBPR は研究職，保健医療専門職，その他の専門職，例えば法律家，住民など多彩な人々がかかわります．研究デザインや分析は当然われわれ研究職が中心に考えるわけですが，例えば，質問紙調査をする場合でも研究デザインはどういうものが受け入れられやすいのか，質問項目をどうするかなどを一緒に考えます．研究者が特に意識していないことを当事者が望んでいることもあるわけです．そういうものを，質問項目に入れることもあります．出てきた結果も一緒に解釈していくことで，お互いに学び合うことができます．われわれが持っているのは専門的知識ですが，住民には生活や活動を通じての経験に裏付けされた知識や暗黙知があります．そうした知識の高い人は，キーパーソンになることが多いので最初にリクルートすることが大切です．結果の解釈の共有ができたら，それを地域住民に還元しなければなりません．そのときに論文を送ってもしょうがありません．そこで地域の人がわかる言葉で翻訳をしなければなりません．これは研究者には難しいので，参加した住民が自分たちの文化に応じた言葉で書いてくれたほうが訴える部分が大きいのです．それを論文化することもあります．当事者にはワークショップのファシリテーターになってもらったり，シンポジウムを行うときにシンポジストになってもらうこともあります．あるいは調査をするときの依頼文はもちろん研究者として自分が書きますが，さらに地域住民からもお願い文を書いてもらうことがあります．その方が，同じ立場ですから説得力があります．例えば，自分が双子の親にアンケートをするときに，双子の親に「こういう研究をして，こういうデータが出ると，このような役に立つからぜひ参加してみませんか」という依頼文を書いてもらったほうが，回収率は確実に上がります．同じ目線の言葉で聞いたほうが，抵抗感が少ないのです．調査に参加する人たちにとっても，ただ単にデータを取られるのではないという安心感が得られるのです．また，調査を一緒に行う当事者にとっても，調査を行う際の責任感が生まれます．
9) 研究費を利用した実践活動では，年度という枠の中で研究デザインを組み，年度内に一定の成果を上げて報告するなどの縛りがありますが，CBPR では長期にわたる関係維持が求められます．これは非常に難しい問題です．

Box 14 は CBPR のプロセスを示します．CBPR の実施に当たりコアとなる 7 つの構成要素／フェーズです．Box15～21 にその各々の解説を示します．一番目にあるのは，パートナーシップの形成です．良好な関係が築けているか，研究者目線でやっていないかです．研究者目線でやるとすぐに見破られます．アンケートをとりまくって何もしない．結果として，論文の別刷りだけが届いた．それだとパートナーシップの関係性がないことがわかってしまうのです．自分もコミュニティメンバーを対象に調査研究をやっていますが，研究を始める前の何年かは，定期的なミーティングやイベントの開催などを通じて信頼関係作りに費やしました．

コミュニティを改善するための優先順位は何なのかを相談して決めます．CBPR の取り組みにかかわる人たちが何を変えてほしいと望んでいるか，研究と実践，あるいは研究者の希望と当事者の要望のバランスをとらないといけません．しばしば誤解されているのは，施策作りなどでよくある「当事者や地域住民を交えて年に何回か会議をして意見を求めた」といった会議ですが，これは CBPR になっていません．私も多胎育児支援の活動を開始した当初は月に 1 回くらい会議をしましたが，最初は意見がまとまらず，難しいこともあります．本音で話すには時間がかかるものです．

もちろんコミュニティの課題解決に向けては常にCBPRがベストだと言っているわけではありません．自分でできることだけコミットすればよいという考え方も当然あります．また，生活を犠牲にしてまで実践活動をすることはできません．これは地域住民もそうですし専門職もそうです．地域のためにということで自分が疲弊してしまったらいけません．そのかわり「これはハードすぎたのでは」という意見を遠慮なく述べることができ，その意見もくみ上げる場を作ることが大切です．

　次にどのようにして保健行政に訴えるかを考えます．そして研究結果をフィードバックすることが大事です．さらにそれを普及させる．関係性を維持することが非常に重要です．

　Box15～21のタイトルに1～7と記したのは，便宜上の数字です．Box 14のCBPRのプロセスで最も重要なのは，1のパートナーシップの形成です．コミュニティメンバーがいきなり研究者のもとに訪れてくることは少ないですし，CBPRという研究デザインを持ち合わせているわけではありません．研究者や専門職は，最初はリーダーなので，出向いて行くことになると思います．そしてどんな人を選んで一緒にやっていくのか考えます．CBPRはパートナーシップが構築されないことには進んでいかないという研究であり，取り組みです．

　Box15～21に青文字で書いたのがKeywordsです．

1　パートナーシップの形成で重要なのは，信頼関係です．会う回数が増えることでそのためのルールや規範が自然にできてきます．例え

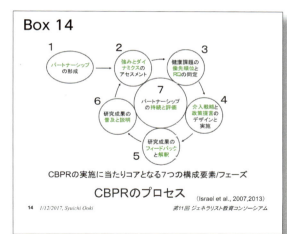

ば，ミーティングをすると議事録を残そうという声が当事者から出てきます．研究者からいきなり「議事録を残すものだ」と言ってはいけないのです．自然に流れていくのを待ちますし，場合によっては誘導していきます．記録に残すことは非常に大事なことで，後々貴重なデータとなります．パワーというのは，必ずしも権力ではありません．自分のやりたいことを，誰かが一緒にやってくれるというような意味合いです．町作りをしたいとき，自分がしたいからやれという押し付けではなくて，他者と関係性ができるとその人たちが一緒にやってくれるのです．そのような力をパワーと呼んでいます．

2～7については Box16 ～ 21 を参照してください．

Box 22 は，私が学んだ Chrisman 博士が提案した，「コミュニティパートナーシップ：組み合う要素の力学」の図です．まず，コミュニティのニーズを感じとる，そして呼びかけていくことで参加してくれます．何かのイベントなどを開催していくことを通じて，小さなことでも一度成功体験があると自信につながります．そして個人も組織もエンパワメントされていきます．そのプロセスを通じて様々な能力が構築されていき，だんだんと地域全体が，こんなこともできるんじゃないか，と力をつけてきます．それがコミュニティの強みに変わってきます．そのプロセスの中で絶えずコミュニティの状況を確認・評価していかないといけません．

Box 18

4. 介入戦略と政策提言のデザインと実施

①研究デザイン、データ収集法、最も適切な介入戦略を決定し実行する。

②用いる研究手法は量的研究、質的研究を問わない。またミクストメソッドでもよい。

③アクションリサーチの様々な手法がある。

18 1/12/2017, Syuichi Ooki 第11回 ジェネラリスト教育コンソーシアム

Box 19

5. 研究成果のフィードバックと解釈

①研究成果を参加者にフィードバックし解釈（意味付け）を行う。

②研究で得た知見を全員で共有し、すべてのパートナーを巻き込んで結果を解釈する。

19 1/12/2017, Syuichi Ooki 第11回 ジェネラリスト教育コンソーシアム

Box 20

6. 研究成果の普及と説明

①得られた知見のうちコミュニティで共有すべき最重要項目は何か？

②得られた結果をコミュニティにおいて広めるのに最も適切な方法は何か？

③結果を公表・出版する際にコミュニティのパートナーはどのような役割を果たすか？

④どうすれば得られた結果をより広範な介入と政策変化に変化させ、広めることができるか？

20 1/12/2017, Syuichi Ooki 第11回 ジェネラリスト教育コンソーシアム

Box 21

7. パートナーシップの持続と評価

①パートナーシップ構築以外のプロセスのどの段階にもかかわる大事な点であり核となる。

②パートナーシップは良好に機能しているか？

③どうすればパートナーシップを改善できるか？

④パートナーシップを持続可能にするためにはパートナーシップのどの側面を考慮すべきか？

21 1/12/2017, Syuichi Ooki 第11回 ジェネラリスト教育コンソーシアム

最後に，CBPRの実践に当たり重要な文化に関する概念を示します（Box 23）．文化的に安全であるとは，メンバーの誰もが怯えることがなく発言できるということです．文化的に謙虚であるとは，専門職は一般の人よりも知識面でパワーを持っていますが，それが出ないようにするということです．一般の人が持っている知識を尊重する．絶えず，自己分析と自己吟味，これはわれわれが苦手とするものなのですが，それを行う．そのためには忍耐が要ります．多職種と言っても，例えば，コミュニティメンバーと専門職，同じ専門職であっても医学の教育と看護の教育は全く違います．つまり学問文化の違いがあるわけです．それぞれの文化的なものを大切にしながら，地域活動に生かしていきます．

　社会的要因を重視して健康格差の是正を目指す，多層的な生態学モデルを念頭に置く，集団レベルでの健康改善を図るなど，CBPRは，社会疫学とは親和性が高いと思います．CBPRの考え方を社会疫学の研究デザインに取り入れることも十分に可能だと思いますし，そうすることで研究結果のリアリティも向上するのではないでしょうか．そして，ソーシャルキャピタルを作り上げていくための有力なツールになると思います．本日は「CBPRと社会疫学」ということで話題提供させていただきました．

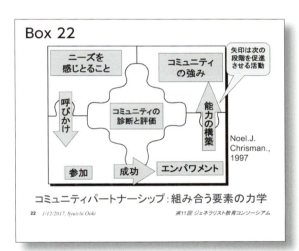

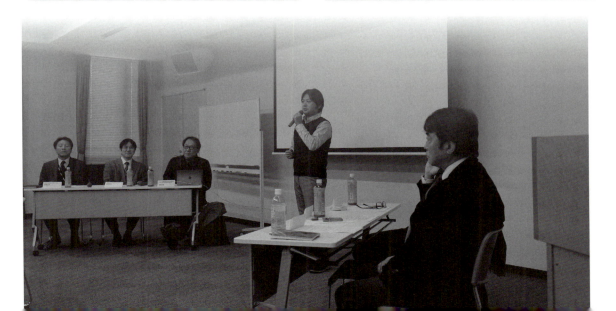

質疑応答

横林：大木先生，ありがとうございました．フロアからご意見をお願いします．

フロア（金子）：文化人類学や疫学の本には，地域の人たちとかかわるときに，前面に出てこれない人，発言できない人，会合に出席しない人の声をどのようにしてくみ取るかが大切と言われています．先生はこの問題をどのようにされているのでしょうか．

大木：少数派と言われる人たちのなかでも当然上下関係や，パワーのある人，ない人がいます．これは誰と一緒に何をやるかにもかかわると思います．どれだけ住民運動をやっている人でも，向き，不向きがあります．この人はこれだからダメというのではなく，この人はこれが向いている．例えばピアサポートをやるときに，なかなか傾聴できない人がいます．そういう人には別の面で，その人の得意な面を活かしながらかかわってもらうようにしています．

フロア（井村）：マイノリティの意見と強い影響力をもつグループの意見が，必ずしも合致しない場合，先生はどのように対処されているのでしょうか．

大木：一度にすべての課題を解決しようと思わないことが大切だと思います．最初は1つのコミュニティに絞って，そこから進めた方がよいと思います．最初は特化した集団の人たちだけを中心にやってきて，その人たちが力をつけてきたら，他のグループと一緒にやるという2段階です．時間をかけて人材を育てるということになります．経験的には，確実に力がついていきます．一度にコミュニティ全体を，というのが難しかったら，その中の何か課題のある人たちを中心に進めます．例えば私は今，男性介護者の支援にかかわっています．自分の奥さんや父母の面倒を見ている男性の介護者の人です．男性介護者はどちらかと言えば，注目されにくい少数派です．社会的には重要な課題ですが，男の人なので，なかなか出てこないし，発言しない．男性同士ではコミュニケーションもなかなか円滑には取りにくい．そういうときに，例えば料理教室などをやります．料理や食事というのはコミュニケーションを深めるには良い方法です．こうした活動を通じて徐々に連帯感や力をつけていくのを待ちます．なんでも一足飛びにやると失敗しやすいと思います．

横林：私もCBPRの授業に出てみましたが，そこでもCBPRが研究なのかアプローチなのかディスカッションされていました．受講生の学生たちも戸惑っていました．担当の先生は，CBPRはパラダイムだと言い切って，皆は納得していました．パラダイムとはその時代のものの見方や考え方を意味します．エビデンスを出して，どうだ，ではなくて，それをもとに自分たちはどうしていくか，がパラダイムとしてCBPRがとらえられているのではないかと，本日大木先生のレクチャーをお聞きして，改めて思いました．

　大木先生，貴重なお話をありがとうございました．

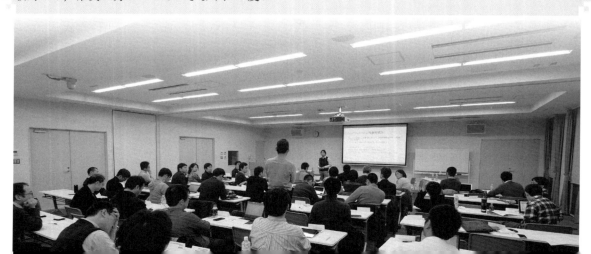

当日講演③ コミュニティデザイン

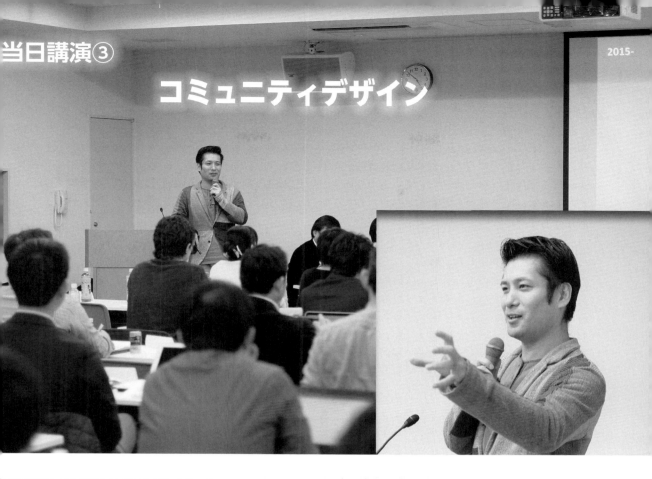

演者：山崎 亮（㈱ studio-L）

司会：横林 賢一（広島市・ほーむけあクリニック）

参加者：全国からお越しいただいたジェネラリストの先生方　約60名

横林：コミュニティデザインの書籍を読ませていただいたことで私たち家庭医，総合診療医，CBPRに対しても関連性が非常に高いことに気が付き，今日は山崎亮様に是非ご講演いただきたくお願いをしました．非常に楽しみしているセッションでもあります．よろしくお願いします．

山崎：私はコミュニティデザイナーではありますが社会疫学などについても高い関心があります．今日はイチロー・カワチ先生，大木秀一先生の講義を拝聴し，私たちコミュニティデザイナーの仕事が社会にとって重要な役割を担っていることを再確認することができました．今日のスライドは実は2400枚近くありますが，時間が限られていますのでこれまで行ってきたコミュニティデザインの事例を数例ご紹介できたらと考えています．

1）2012年—ふくやま病院（兵庫県）
2）2015年—コープこうべ再生プロジェクト（兵庫県）
3）2007年—泉佐野丘陵緑地（大阪府）
4）2015年—黒松内町総合戦略（北海道）
5）2015年—2240歳スタイル（秋田県）
6）2011年—観音寺まちなか再生計画（香川県）

■1）2012年－ふくやま病院（兵庫県）（病院ができるまでのストーリー）

最初の事例は中規模病院（116床）が移転し，新たに近隣にリニューアルされたという事例です．かつて私はデザイナーなのだから抜群に見栄えのする病院作りをしよう，と意気込んでいました．しかし，できあがったものが必ずしもそこを利用する患者さんや，実際に使用する院内スタッフに受け入れられるとは限らないかもしれない，と思うようになりました．病院にはすでに患者さんがおられましたので，皆さんの病院に求める考えや思いを聞くために医療スタッフも交えたワークショップを行いました．そしてそこから出た意見を我々がデザインに反映する，という作業を繰り返していきました．事業が進んでいく中で参加者同士に非常に良い関係性が生まれてきて，患者さんは元気になり，スタッフはよりいきいきとしながら皆さんが交流を交わしあうようになりました．それは次第に私たちデザイナーも巻き込んでいって地域交流に波及していくという流れになりました．仮にデザインから病院設計に切り込んでいたとしたらこうしたことはおこらなかったでしょう．実際に利用する人たちの話しを聞いて，その要望を我々が目に見える形にデザインし，地域にシェアしていくということの方が重要かもしれない，と考えるようになりました．

新しい病院をどうやって設計していくか

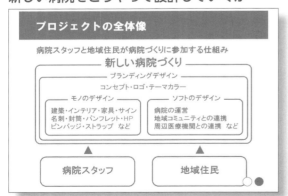

最初に行ったことはプロジェクトの全体像について考えることでした．ここではブランディングデザイン，モノのデザイン，ソフトのデザインといったものを病院スタッフと地域住民の皆さんでディスカッションし，そこから出た意見をもとにデザインを考えていきました．

2013年4月—Step1 コンセプトを考える

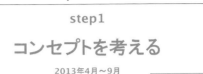

具体的に次の手順で参加のフィールドを広げていきました．

1. 病院コアスタッフ
病院のコンセプトを考えるときには，病院のコアスタッフから意見交換をする．
2. 病院スタッフ
病院全体の計画を考えるときには，病院スタッフを集めて意見交換をする．
3. 地域住民
意思が固まったら地域住民を呼んできて，住民は病院に何を求めているのかを考える．
4. 応援者
クラウドファウンディングなどの外からの応援者の協力を得て他の場所にさらに作っていく．徐々に参加のフィールドを広げていく．

コンセプト会議

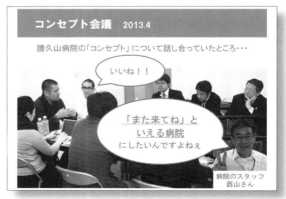

こちらは実際に医療スタッフと会議をして意見交換しているときのスライドです．「また来てね」と言える病院にしたいという要望が上がりました．病院ですので世間的にはそぐわない意見でもありました．でも病院で働く立場の人たちからすれば，なにかあってもなくても本当は気軽に皆さんに来てもらいたい場所にしたいという気持ちがあるわけです．だけれども病気になってまた来てください，とは言えません．ではどうするかを考えました．

「関わりしろ」を作る

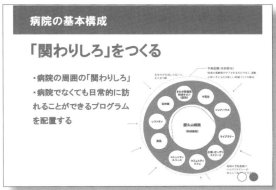

ではその周りにカフェや自転車屋さん，保育園などが近くにあるような病院だったらそこまでは皆さんにまた来てね，と言っていいのではないかという意見でコンセプトがまとまりました．病院の中にはオーガニックレストランもあり，そこを院内スタッフも利用できるといい，というようなこともアイデアとして提案されました．

2013年11月—Step2 建築プランを考える

そしてコアスタッフだけでなくほかのすべてのスタッフを交えて建築プランを検討し，どこまでどんな人たちが入ってきていいかというプランを検討しました．

2013年11月—Step2 建築プランを考える

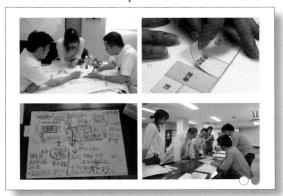

設計できた図面に間取りを貼ってはがせるシールにして自由にレイアウトを再考できるようにしました（スライド写真右上）．実はこの作業は大幅な修正を生み出すこととなることもあり，あまり建築家は好まないのですが，ここをクリアしていかないと利用されるスタッフの施設に対する愛着がわかないことや，その場所を使うスタッフのチームワークが高まりにくくなってしまうため大事な要素と考えました．

病院設計の事例をご紹介しました．

■2）2015年—コープこうべ再生プロジェクト（兵庫県）

次の事例紹介はコープの理事から，コープこうべ再生の依頼です．コープ共同組合はコープこうべの前身である灘購買組合と神戸購買組合の生みの親である賀川豊彦氏が神戸のスラムにたった一人で身を投じキリスト教の布教と貧しい人々の救済につとめました．しかし，一時的な救済ではなく，根本的に貧困のない社会を作る必要があることを痛感し，様々な社会運動に取り組みました．そうした成り立ちの企業なのですがどうも最近では商品を販売してることが中心で地域への働きかけが弱まっているので何とかしたいとのご相談でした．

こえるプロジェクトの流れ

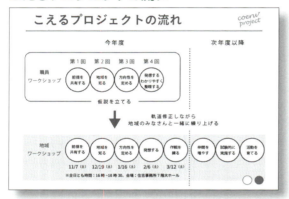

1年目はまずコープの職員に，コミュニティデザインをワークショップで学んでいってもらいました．地域の人々の感性に訴えられるものを考えるにはどうしたらよいか次のテーマに分けて4回のワークショップを開催しました．
第1回　前提を共有する
　・働くことで価値を見出す
第2回　地域を知る
　・フィールドワークを通じて地域の資源を発掘し特徴を整理
第3回　方向性を定める
　・地域の特徴を分析し特徴を生かした取り組みアイデアの発想
第4回　発想する，わかりやすく整理する
　・コープこうべの強みを活かした地域共創アイデアの創造

地域ワークショップの流れ

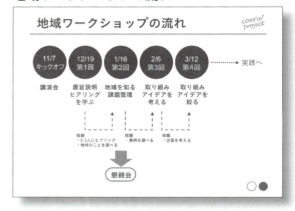

そして学んだ人たちが地域の人たちを巻き込んでワークショップを開催しどんな取り組みができるか考えてもらいました．そして地域へとその活動を広げていきました．

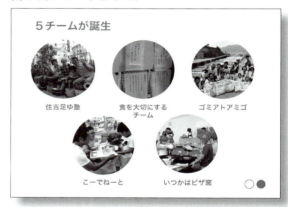

具体的にアクションを起こすことが大事であり，その結果5チームが誕生し現在も地域で彼ら自身で主体性をもって活動を続けています．こうしてコープこうべは単に商品を売っているだけではなくなり，創立当初の理念であった社会貢献運動を取り戻し，地域の方たちと活動をともにできるようになっていっています．

■コミュニティデザインの流れ（相関図）

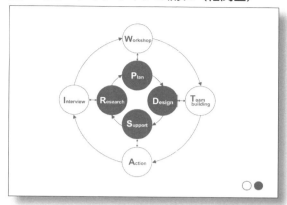

Interview（サークル外枠）

　ここからはコミュニティデザインの仕事の流れをご説明します．クライアントからの要望を聞くなかで，まずこの地域での面白い活動をしている住民は誰かを10名ほど紹介してくださいとお願いします．そしてその方々へ1時間アポイントを取り，お話しを伺いに行きます．彼らから困ってることを聞き出し，そしてインタビューの最後には必ずこの地域で面白い方を3人紹介してくださいとお願いします．すると10名から3名を紹介してもらえれば30名がリストに挙がります．その方々にお会いできる都合の良い時間帯に合わせて，1日4回，朝，昼，晩，遅番と繰り返しながら地域を回ります．そうするとその地域における人々の力関係が見えてきます．地域の鍵となる住民とこちら側との信頼関係がある程度気づけたら次にワークショップに招待をします．

Workshop

　ワークショップへの招待と同時に一般への公募と合わせて，参加の募集を行います．大体70人くらいは参加してくれます．そしてこの地域での困りごとなどないかといったことを話し合います．

Team building

　ワークショップで話し合いを重ね，自分たちがやってみたい活動を考えます．活動は言っただけでなく実行します．話し合いの過程を含め，共に活動する6名から7名のチームをつくっていきます．

Action

　提案をチームで実行していきます（Action）．アイデアが「楽しい」，「格好いい」，「おしゃれ」というように人の五感に訴えかけられるものであることが「もっとこうしたい」「仲間になりたい」と継続性を生み出す上でも重要となってきますのでそこに関しても我々がアドバイザーとなります．

内側のサークルと外側のサークルの相関関係
- **Intereview ⇔ Research**

内側にある色丸のサークルの循環図はオフィス内でのワークとお考え下さい．インタビュー（外側サークル）のときにはオフィスでReserchをします．地域の高齢化率を調べたり，都市計画だったり，地形図をみたりします．

- **Wokshop ⇔ Plan**

ワークショップのときにはプランを考えます．今回のプロジェクトをどうまとめていくかなどを検討していきます．

- **Teambuilding ⇔ Dsign**

チームビルディングを行っているときには具体的なモノのデザインを考えます．ワークショップのツールのデザインを考えたり，出来上がる冊子のデザインを考えたりします．

- **Action ⇔ Support**

アクション（活動）が起きたときにはサポートをしながらミッションを進めます．

まとめ

　以上が私たちが日ごろ行っているコミュニティデザインの仕事の流れとなっています．

■ 3) 2007年―泉佐野丘陵緑地（大阪府）

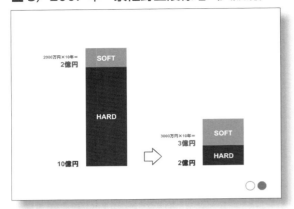

http://izumisano-kyuryo.jp/

　次の事例は大阪府に公園を作るプロジェクトについてです．大阪府知事から要請を受け着手しました．通常10ヘクタールの公園施工にはハード面の整備で，10億円近く税金を投資します．オープンしてからはソフトの面で年間管理として2千万円を消費します．10年で約12億円という金額に達します．その削減に成功し，市民の健康，ソーシャルキャピタルにも貢献したという事例です．

パークレンジャー養成講座

　私はランドスケープデザイナーでもありますが，公園施工を地域の人たちを交えて行おうと考えました．そのため専門家が作るのは一部20％のみに留めました．残り80％は市民の中から選出された人たちに施工と管理を一緒にやることにしたのです．ハード面を20％の2億円で制作し，残りの整備と管理を一般市民と共にやるこで，全体のコストの削減に成功しました．
一般市民の中でどういった人たちが公園作りに適任なのかをまず検討しました．挙がったのが前期高齢者でした．体も動いて，時間もある程度取れそうな人たちということです．65歳以上の男性を中心に募集しました．そして彼らを「パークレンジャー」と名付けて公園を管理する組織と位置付けました．11回の養成講座を修了すると府知事からの修了証が授与されます．

まとめ：泉佐野丘陵緑地（大阪府）

　今では8期生までが受講を修了し，200名くらいにまで人数が増えました．管理の専門職ではなく地域の人たち自身で公園を管理するようになり，パークレンジャーが公園に来た人たちに案内します．パークレンジャー自身が公園づくりに関わることで人とのつきあいが生まれ，体を動かしたり誰かと話したりするので健康づくりに寄与しています．

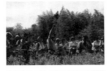

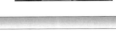

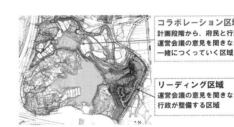

■4) 2015年—黒松内町総合戦略（北海道）

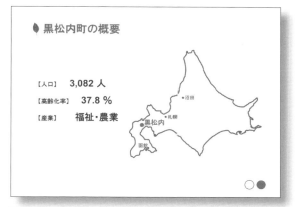

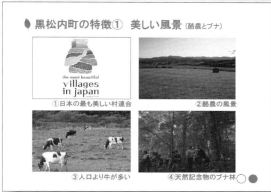

この事例は北海道黒松町での事例です．実は最近ワークショップが浸透しきってしまっていて飽きられていると感じることも多くなりました．そのワークショップを飽きられないようにするのも私たち**コミュニティデザイナー**の仕事だとも考えています．やはり，「おいしい」，「楽しい」，「かわいい」といった人々の感性に訴えかけることを提案することが重要です．黒松町は人口の20％が福祉の仕事をしているという町です．若者の移住が増えてきている町でもあり，この町で若い男女がどうやって一緒に交流を持てるかや，町に出て行って楽しめるにはどうしたらよいか，という案件に対するプロジェクトでした．

第1回WS：準備会議（コアメンバー）

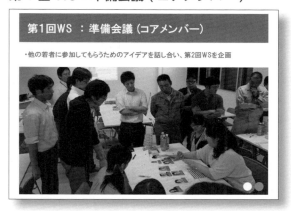

黒松町の元気な女性たち

早速，我々は町内のコアメンバーとワークショップを行いました．この町で皆が楽しんでいるものはまず何かを調査しました．そこで得た情報はなんと「車庫焼き」というものだったのです．この地域ならではの楽しみ方だったのですが，冬場に車を置いてあるガレージでバーベキューをする，というものでした．大雪が降る冬場にガレージに集い，わいわいそこで飲んだり食べたり，話したりすることがこの地域の人たちの日常的な楽しみだったのです．

車庫焼きとは

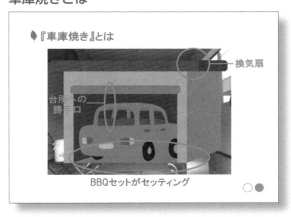

私たちは早速その車庫焼きを体験してみました．一見すると一酸化中毒になりそうですが，この地域ではガレージにデフォルトで強力な換気扇が搭載されているところがほとんどだったのです．それだけ日常的に行われているこの地域の人たちの文化になっていました．

第2回 WS：車庫焼き WBBQ

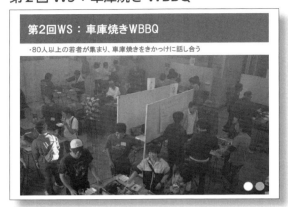

 私たちは2回目のワークショップを車庫焼きを提案し，ワールドバーベキューと称して農家の大きな倉庫を借りて実施しました．80名が参加し，各テーブルにはファシリテーターがいて，20分間隔でメンバーはテーブルを移動していき，次々に新しい人たちと意見交換をできるように進行し，交流を深めていきました．

まとめ：黒松内町でのプロジェクト

 普段，人が集まりにくい地域でどうやったら人が集まるかを常に我々は考えています．その要素は地域ごとに違います．こうした各地域ごとに異なる要素を地域の方々から直接会ってお話しを伺って，地域の特性や文化にあうデザインを実現するには，地域の特徴をよく調べて発見することが大事です．

■ 5）2015年—2240歳スタイル（秋田県）

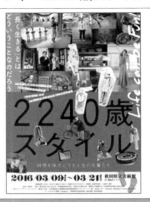

秋田市「エイジフレンドリーシティー」展覧会

展覧会のねらい
・人生の先輩とはどんな人か知る
・自分の家族や近所の人のことを思う
・「支えられる存在」から「支える存在」になるためのしくみづくりのきっかけ

 このプロジェクトは秋田市が取り組む「エイジフレンドリーシティ」でコミュニティデザインの手法を使い元気な高齢者が活躍する方法を考えたい，との依頼を受けて行いました．秋田県は長寿であることでも知られています．そこでこの地域のお年寄りがなぜ元気で長生きできているのか，どうやったら楽しく長生きできるのか，その秘訣を探るところから始めようということになりました．「2240歳スタイル」とタイトルを決めました．2240歳というのは，訊ねたお年寄り（以降先輩）の人たち29人の年齢を全部たすと2240歳になったことからこのタイトルになりました．収集できた情報を秋田県立美術館で展覧会を開き発表しようと計画しました．そしてその展覧会を観に来てくれた人たちもメンバーに取り込んでいこうというプロジェクトです．このプロジェクトは3年間続けてほしいとの要望で，まず1年目は若い人たちでプロジェクトチームを作りました．

- 秋田市「エイジフレンドリーシティ」
- 健康→病気がないこと？幸福なこと？
- 健康づくり＝病気がなく幸福な状態をつくること
- 健康な高齢者から学ぶ「幸福な生き方」。
- 健康な高齢者＝先輩
- 人生の先輩に学ぶ「幸福な生き方」。
- どう学ぶ？書籍で学ぶ？話を聞く？展示を見る？
- 先輩を取材し、まとめ、展覧会を企画し、準備し、案内し、仲間をつくる。
  →ラーニングピラミッド
- 「学びの最大化」
- 住民参加型の展覧会づくり

ワークショップの進め方
ラーニングピラミッド

こちらのピラミッドはワークショップを開始するときに必ず説明するものです．参加者が主体的に動くようにするには，講義を聞くだけでなく自ら動いた方がより学びが深まるというものです．展覧会は秋田県立美術館で開催しました．

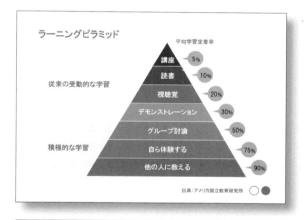

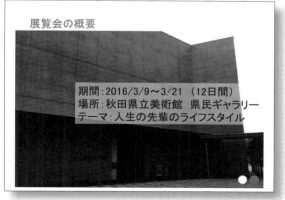

展覧会の概要
期間：2016/3/9～3/21（12日間）
場所：秋田県立美術館　県民ギャラリー
テーマ：人生の先輩のライフスタイル

リサーチ

実際に29名の人生の先輩方にリサーチを行いました．いろいろな方がおられました．4回目までは玄関でしか話をしてくれない先輩，何を聞かれるか不安だけどお茶は出す先輩，秋田人が真面目であることを教えてくれる先輩，最初から結構いろいろと見せてくれる先輩もいたりしました．そのほか，タンスの中からノートの中身，冷蔵庫の中に現金があったり，懐の中（手書きの家計簿）まで教えてもらったりもしました．ほかにもユニークで面白い発見がたくさんありました．こうして収集したものを展覧会に発表するために市民の皆さんと準備を進めました．

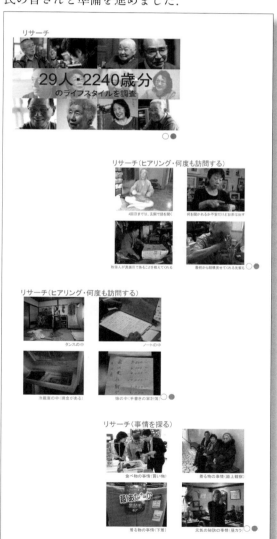

展覧会のレイアウト

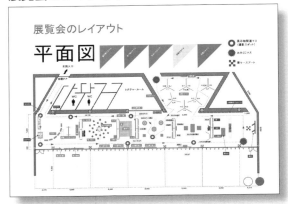

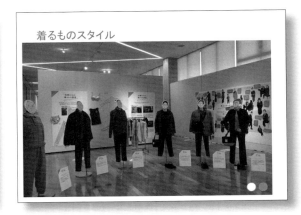

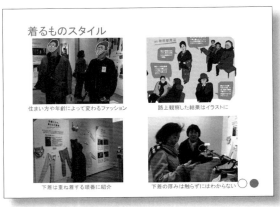

展覧会のレイアウトをデザインしました．会場の人の動線，展示物の場所など見やすく，分かりやすく配慮しました．

会場を訪れた人たちに，さらに声掛けをして今回の企画へ協力してくれる人を募り，地域へ活動を波及させていくことが重要です．

展示会場の様子を紹介

リサーチして得た内容を，見に来てくれた人たちが楽しめるように会場に配置します．着るものスタイル，食べ物スタイル，住まいスタイル，元気スタイル，先輩スタイルなどを展示しました．

着るものスタイル（パワーポイントよりコメントを抜粋させていただきました）

衣類については，先輩たちのトレンドを東北圏内が商圏の衣料卸問屋さんへ聞き取りに行き，秋田市内の各地で路上観察を行ないました．
着るものは，先輩の身体事情や住まい方によって決まることがわかりました．

下着は厚い程よく，ヒートテックのような薄手の下着は，発熱しない先輩にとっては機能を果たさないことなどがわかりました．

秋田の公立美大の学生に路上観察してもらい，結果はイラストにして，秋田市出身で東北芸術工科大学コミュニティデザイン学科の学生がイラストにおこしました．

芸工大コミュニティデザイン学科の学生のイラスト

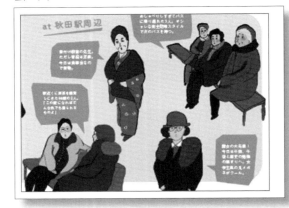

食べ物スタイル

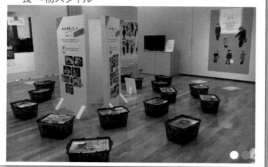

住まいスタイル

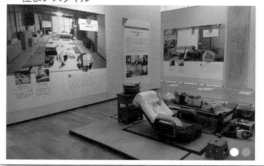

　食べ物を「買う」「つくる」「食べる」に分けて調査しました．先輩クッキングでは，先輩なりの工夫がたくさん見られました．
買い物調査では，様々な買い物形態がわかりました．頻度，買うもの，毎回の金額も十人十色でした．女性が特に買っていたのは，「菓子パン」
毎日食べるものは，「写ルンです」を渡して撮影してもらいました．
　中でも先輩がランチを作る5分動画が見れるブースは会場内の人気コーナーとなりました．先輩の料理の仕方に「ハラハラ」と「なるほど」を連発する人がたくさん見受けられました．
　冷蔵庫には，空の鍋など，食べ物じゃないものがたくさん入っています．冷蔵庫を収納棚として使っているようでした．

　住まいスタイルでは，住まい方(独居，夫婦二人，家族と同居)で部屋を見せてもらいました．ある先輩の茶の間を借りて完全に再現しました．先輩が気まぐれで訪れる日は，ご本人が実際にコックピット（座椅子）に座り，茶の間が完全に再現した日もありました．先輩は慣れた我が家の茶の間を見るなり，靴につっかかりながら自分の定位置へ座りました．前日にTVで放映しましたが，それを観たよ，といって訪れてきてくれた人もいました．

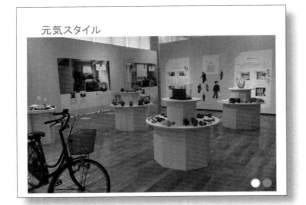

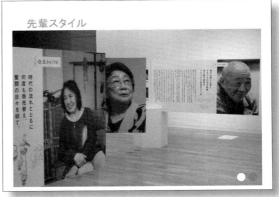

先輩スタイル

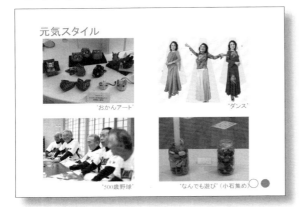

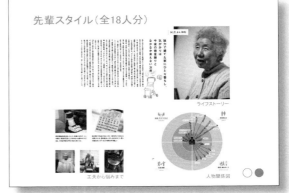

　好きでやっていて，生活習慣となっているようなことを中心に，元気でいる秘訣だと思ったものを集めました．秋田にしかない「500歳野球」は，出場選手の年齢が必ず500歳以上になる必要があります．今回の展覧会の名前の由来にもなりました．

　期間中は協力してくれた先輩がたくさん来てくれました．おかんアートの先輩は，作品紹介のツアー状態にもなるほど人気でした．30年愛用する自転車を展示してくれた先輩もいました．

　29名のうち公開してよいと言ってくれた18名分のライフストーリーと，今の生活の工夫や悩み，そして自分と関わりがある人間関係を教えてもらいました．

人物関係図

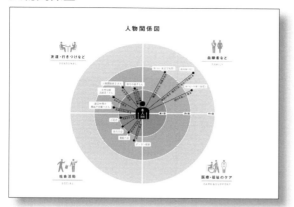

まとめ：2240歳スタイル（秋田県）

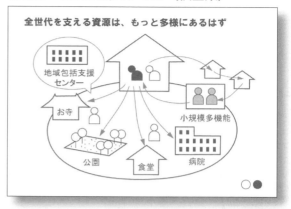

88歳の方に，人物関係図をお尋ねしその結果をチャートにしたグラフがこちらです．

血縁者と会う頻度や友人や行きつけの場所だったり，社会活動や医療，福祉のケアはどのくらい利用されているかを調べたものです．なんと医療，福祉のケアに関しては全く利用されておりませんでした．これと同じものを掲載許可をもらった18名分行い展覧会の図録にまとめ，冊子として無料で配布もしました．

12個の元気のヒント

この調査から12個の元気のヒントが見えてきました．12個のうち，7つが人とのつながりに関することでした．

展覧会は1646人来場がありました．まずは1人で観に来て，次に自分の親を連れてくるリピーターが多かったです．若い世代には新鮮に映り，中堅世代には共感され，先輩世代には励みとなりました．

ここを訪れた人たちを巻き込んで市内の他地域で巡回展を開催予定しています．

私たちはデザインの提供はもちろんですが，地域の住民がこういった活動の面白さを彼らが身をもって体験してもらい，そして主体性をもって取り組んでくれるか，それをどうシェアできるかをサポートすることも重要な仕事だと考えています．

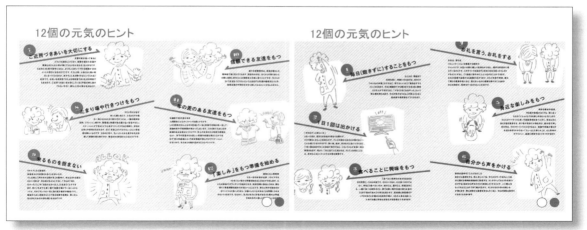

■6) 2011年—観音寺まちなか再生計画（香川県）

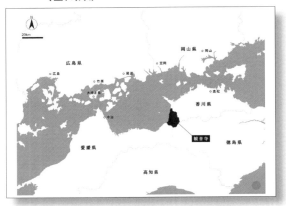

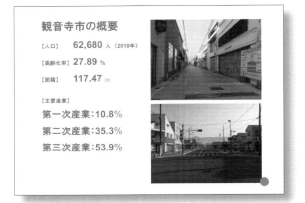

店の中に店がある（ショップインショップ）

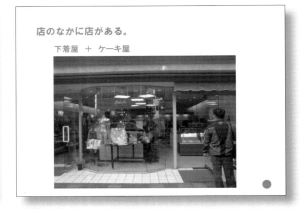

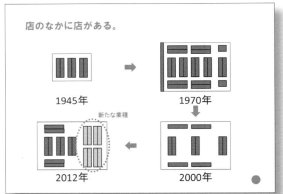

　この事例は四国の商店街から，最近商店街が元気がないからどうにかしたいとのご相談でした．私たちは商店街の今の状況を見に行き，話を聞きききました．すると1980年代頃には肩と肩が触れ合うくらいににぎわっていたが，最近はシャッター街になってしまいどうにも人気（ひとけ）がなくなってしまったというのです．それで何かできないかということになりました．私たちは商店街を見に行きました．するとある面白いお店を見つけたのです．

　それがショップインショップでした（店の中に店がある）．下着屋とケーキ屋を同時に行っているお店でした．どうしてこうなったのか店主に尋ねました．かつてはご夫婦で始めた下着屋でしたが，息子がパティシエになり，地元でケーキ屋を構えたいということになったそうです．新たにお店をオープンさせるには資金が必要です．そこで下着屋の空きスペースにケーキ屋を設けさせてもらったというのです．こうしたユニークな組み合わせのお店がこの地域には数店舗ありました．花屋と雑貨とカフェが一緒になったお店，着物屋とパン屋が一緒になったお店があったりしました．こうしたことから私たちはこの町を次のように分析しました．

> お店を始めた当初，1945年には人々は近所の店で買い物をしていたので陳列棚に商品を並べて販売していたが，2000年をすぎたころからアマゾンや楽天などのネット通販の波が押し寄せてきた．するとお得意さんが買ってくれるものしか，商品が売れなくなり，商品の数が減り，売り場スペースに余裕がでてきてしまった．そこで空いたスペースを活用して別の商売をやるようになった．

というように分析しました．そこで私たちは，他にも空きスペースを持っている商店に声をかけ，商売をやりたい人たちに破格の賃料でスペースを提供し，商売をやらせてもらえないか，と商店街の人たちに提案をしました．すると商店街からは店を開いてみたい若い人たちと知り合いになりたいという要望が出たのです．

外部の人が関わりやすいしくみづくり

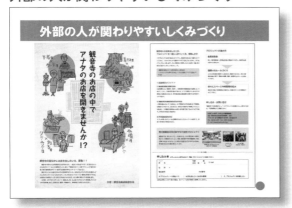

私たちはショップインショップをやりたい若者を呼び込むことを始めました．家賃は低価格に設定しました．あまり高い家賃では負担も大きく難しいと考え，月にコーヒー3杯でも注文がとれればまかなえる程度に設定しました．早速PR冊子を作成しました．その結果，商売をやりたいという人達が現れてきてお店を貸してください，とう人たちが現れてきました．新しく事業を始めたい人たちには「開業塾」や「おためしプロジェクト」といった具合に，お店のデザインなどについても我々がアドバイスをしていきました．観音寺のこの取り組みは「がんばる商店街30選（経済産業省）」にも選ばれました．

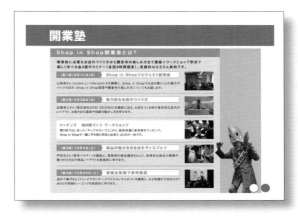

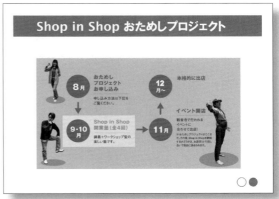

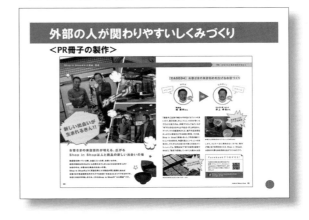

まとめ：観音寺プロジェクト（香川県の商店街）

シャッター街と化した商店街は全国にたくさんあるかと思います．シャッター街というのは実は豊かなことの裏返しでもあります．シャッターを閉めていても飯を食っていける，ということでもあるからです．私は実際にシャッターが閉まっている人のお宅に行ってみましたが，そこでのお年寄りの生活は閉まった店舗の2階でテレビをみて運動もせず1日を過ごす，というものでした．それでは生活習慣病にもなってしまいます．いったんシャッターが閉まったところへもう一度お店を開けてください，とお願いしに行ってもモチベーションのないところへ再度店を開けてもらうようにするのは大変なことです．まずはシャッターが閉まらないようにするということが大事なのです．店舗の空きスペースを若い人たちに提供することで，自分の商売のために店を開けるのではなく，彼らのためにシャッターを開けてあげる．そうすれば交流も生まれ，ある種の社会参加に寄与できるのではないかと考えます．

コミュニティデザインの源流

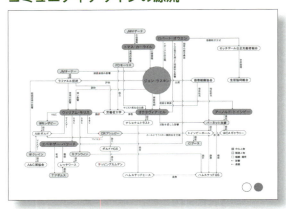

私は19世紀の**ジョン・ラスキン**というイギリスの思想家に影響を受けました．彼の残した格言に，『あなたの人生（Life）こそが財産である．人生（Life）というのは，そのなかに愛の力，喜びの力，

褒める力のすべてを含んでいる．豊かな国とは，裕福な人がたくさん育つ国である．裕福な人とは，自分自身の人生（Life）の機能を最大限にまで高め，その人格と所有物によって，他者の人生（Life）に最も広範で有用な影響力を及ぼす人のことである．（ジョン・ラスキン「この最後のものにも」1862年第77節））というものがあります．

ラスキンは**ウィリアム・モリスやオクタヴィア・ヒル，アーノルド・トインビー**といった人々に影響を与えました．ラスキンは前半生が美術批評家でしたが後半生は社会改良家となって生きた人物でした．当時は社会福祉を担う場所で芸術のプログラムを行ったり，モリスのようなデザイナーが社会活動を行っていたりします．これは何を意味するかというと，当時はデザインと都市計画，福祉や社会政策というものが分かれておらずシンクロナイズ（synchronize）していたことを意味します．ところが150年たった今，専門分化され，それぞれが遠い距離に見えてしまっています．「建築や都市計画」と「保健や公衆衛生」は協働するべき時代に来ています．

「こうした方がよい」「こうすべきだ」と理性にも「おしゃれ」「かっこいい」という感性にも訴えられることを組み合わせていき，より健康により豊かに暮らしていく方法を共に考えていく必要があると考えます．

縮充する日本

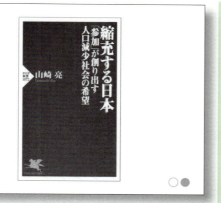

今，日本では人口増加と経済成長を前提としたモデルが機能しなくなってきています．人口や税収が縮小しながらも，地域の営みや住民の生活が充実したものになる仕組みを編み出さなければならない時期を迎えています．そこでキーワードに上がってくるのが「参加」です．時代の流れとともに参加の形態も変化してきました．人口は「縮小」してきているが「縮充」する日本を目指すためにはどうしたらよいかといった内容が本書に記されています．よろしければご一読いただければ幸いです．有難うございました．

◆参加やコミュニティが(再び)重要になる時代
- 公園：パークマネジメント。公園の手入れ。住民参加。
- 都市：都市計画→まちづくり，デザイン→参加型デザイン。
- 芸術：ソーシャリーエンゲイジドアート。参加型アート。
- 娯楽：ユーチューブ（動画）。初音ミク（音楽）。タンブラー（画像）。
- 環境：公害→自然破壊→環境問題。
- 教育：参加型授業（AL）。ラーニングピラミッド。生涯学習。
- 情報：リナックス。ウェブ2.0。ブログ，フェイスブック。ウィキペディア。
- 市場：関係性マーケティング。空想生活，AKB48，メルカリ。
- 福祉：家庭福祉→施設福祉→地域福祉。コミュニティワーク。
- 医療：患者参加型医療。地域包括ケア。統合ケアと地域ケア。
- 薬事：行きつけ薬局。コミュニティファーマシー。

質疑応答

齊藤：私の両親は山口県の町中の商店街で商売を営んでいます．その商店街で商売をしているお年寄り同志で話しているときに，やっぱり商売を続けていくことが難しいという話題が上るときがあります．そんなときどのようにすれば続けよう，という気にさせられるのか何か良い方法はありますでしょうか．

山崎：ワークショップの前のアイスブレイクがあります．No, but は否定的な内容で答えることですが，最初は何を聞いてもわざと否定的な返事をしてもらうようにしてもらいます．そのあと全く同じ質問をして今度は Yes, And の肯定的な返事で答えてもらうように切り替えてもらいます．そうすると全く同じ話でも肯定的な返事の方が気持ちが良く，ポジティブな気持ちになることがわかるのです．ポジティブな話し方に変えるだけで気持ちや態度，そして発言も変わります．まずは否定的にならずにポジティブに受け止める話し方から変えてみると良いかもしれません．

横林：楽しい，美しいというお話がありましたが行動経済学の中で，システムⅠ（本能）とシステムⅡ（理性）という概念がありますが私たちの医療現場でもシステムⅠで語り掛けることが大事だということにも通じる大変興味深い講義を拝聴させていただくことができました．山崎様，本日は有難うございました．
（以上）

共同討議
社会疫学と総合診療

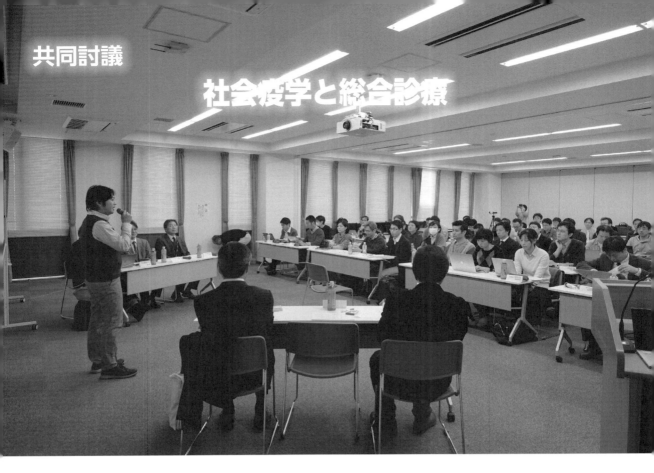

演者:イチロー・カワチ,大木秀一,山崎亮,藤沼康樹,岡山雅信
司会:横林 賢一

横林:それでは共同討議「社会疫学と総合診療」を始めます.本日の参加者は,全員パネリストにふさわしい方々ばかりなのですが,60人パネリストになってもらっても困りますので(笑),止むを得ず6人で始めます.

本日,レクチャーとして3名の方々のお話を伺いましたが,それを受けて,「社会疫学と総合診療」について議論を深めていきたいと思います.この会は,突っ込んだ議論をする会です.近年の「自業自得の人工透析患者なんて,全員実費負担にさせよ!無理だと泣くならそのまま殺せ!」(長谷川豊氏)とか,似たようなもので,「健康ゴールド免許構想」(小泉進次郎氏)などが巷に喧伝されていたりします.このように,健康とは,自助努力で維持するものだという意見もありますが,自助努力だけを強調するのは偏った意見であると思います.

■カナダの寓話が意味するもの

横林：一方カナダ次のような寓話があります．
子：どうしてジャクソンは病院にいるの？
父：それは，彼の足に悪い病気があるからだよ．
子：どうしてジャクソンの足には悪い病気があるの？
父：それは，ジャクソンが足を切ってしまって，そこから悪い病気が入ったんだよ．
子：どうしてジャクソンは足を切ってしまったの？
父：それはね，ジャクソンが，アパートのとなりのがらくた置き場で遊んでいたら，足を滑らせた先に，尖ったギザギザの金属があったからなんだよ．
子：どうしてジャクソンはがらくた置き場で遊んでいたの？
父：それはね，ジャクソンが荒れた地域に住んでいるからだよ．そこの子供はそういった場所で遊ぶし，だれもそれを監督していないんだ．
子：どうしてそういう場所にすんでいたの？
父：それはね，ジャクソンの御両親が，より良い場所に住む余裕がないからだよ．
子：それはどうして？
父：ジャクソンのお父さんはお仕事がなくて，お母さんは病気だからね．
子：お父さんにお仕事がないって，どうして？
父：うん，ジャクソンのお父さんはあまり教育を受けていないんだ．それで仕事を探しにくいようだよ．
子：それはどうして？…

つまりは，自助努力も大事ですが，それ以外にも大事な要素がどうもありそうだ，ということがこの寓話で示されています．

■ＳＤＨとは

Box 1 に健康の社会的決定要因（Social determinants of health：SDH）を示します．これらに関しては，本書で依頼原稿をお願いしていまして，事前資料でその抄録を配布しました．
　SDHとは，
・人々の健康状態を左右する社会的，経済的条件
・個人や集団の健康は，個人では管理できない状況に左右されている

という考えに基づいています．社会疫学とはこのSDHを解明する学術領域です．社会疫学の研究からは，低所得・失業・低学歴・非正規雇用など，社会的に不利な立場にある人々ほど，一般に生活習慣が悪く，短命である傾向が明らかになっています．厚生労働省が公表した最新の調査結果でも，低所得者ほど野菜摂取不足や喫煙などの生活習慣が悪く，健診の未受診も多いことが示されています．世界保健機関は，こういった「健康格差」を，対策すべき「確固たる真実（Solid facts）」であるとしています．

さて，今日のテーマは「社会疫学と総合診療」です．

総合診療系の先生方は「患者中心の医療の方法（Patient-centered Clinical Method；PCCM）」になじみがあると思います．PCCMにおいて「全人的に理解する」には，個人だけではなく近位コンテキストと遠位コンテキストも考慮する必要があります（Box 2）．

Box 1
健康の社会的決定要因
Social determinants of health：SDH

社会・経済格差
ストレス
幼少期の発達・教育
社会的排除
職場
失業
社会サポート
薬物中毒
食料
交通

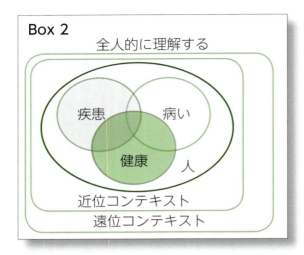

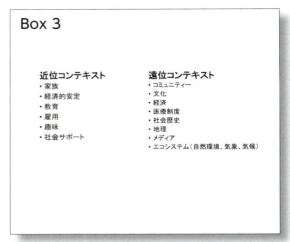

Box 3に近位コンテキストと遠位コンテキストを示します。これと先ほどのSDHとはかなり近似しているものがあると思います。共通点があるものだからこそ，融合して，このSDHというものに関して，われわれジェネラリストに何ができるのかを，本日は，医療の現場の視点から，学術的な背景から，そしてコミュニティデザイナーの立場から，ディスカッションしたいと思います。

まず大木先生，口火を切っていただきたいのですが．

大木：個人の努力では変えられないものがあります．カナダの寓話で，親が貧しかったからということがありました．親世代から子世代に伝わることというと，遺伝を考えるのですが，社会的背景も親世代から子世代に伝わると思います．それにどうアプローチするのかは，よいテーマだと思います．

横林：イチロー・カワチ先生，社会疫学でSDHというものが取り上げられていて，介入すべきポイントも提起されていますが，介入するとしたらどこに介入するか，ご意見をお願いします．

イチロー・カワチ：いわゆるマルチレベルで，つまり様々なレベルで介入する必要があります．上流，下流という用語を使うと，上流ではなるべく早期の教育や，環境を変えるとか，職場を改善するとかマルチレベルで介入し，最終的に患者さんの分析も行います．

■早期の幼児教育は重要である

横林：イチロー・カワチ先生の授業の中で興味深いと思ったのは，社会経済的背景が貧しかったとしても，教育に介入することでよくなった例を紹介されていたことです．早期の幼児教育です．そのご紹介をお願いします．

イチロー・カワチ：社会疫学におけるもっとも有効な介入は，幼少期の教育です．すべての人生の方向を変えることに効果があります．社会的決定要因として，教育に投資しろというとき，たいていの人は大学進学などを考えるのですが，実は教育は一番早い時期，生後3か月から3歳までの時期がもっとも敏感で，それを義務教育に入れるべきなのです．実際にランダムに2つに割り付けた実験があります．一つは早期教育がないグループを40年くらい追跡しました．もう一つは，生後3か月から3年早期教育を行い，20年追跡したグループを比較すると，大学に進学した割合が1.5倍くらい違う．収入も高い，健康状態も良い，たばこも吸っていない，肥満でない，といった様々な効果があることが証明されています．

横林：それは介入群とコントロール群があったということですね？

イチロー・カワチ：はい，観察実験ですから，コイントスで割り付けて，表に出た人は強制的教育を受けさせて，裏が出た人は教育を受けないという実験です．

横林：社会疫学的な視点で，どんなレベルで介入することが大事かについて，政策的なレベルでは義務教育化を早めることだというご意見でした．

私は，藤沼先生のところで家庭医の研修をしていた時に，家庭で家庭内暴力（DV）を受けていたこどもは，親もDVを受けていた，親は収入も低く，教育も低い，という負の連鎖を診療所外来を通じてみてきました．そのような時に，何に，どう手をつけたらいいのか，藤沼先生に聞いたら，「こどものハッピーを軸に考えたらいい」と答えられました．その通りだと今でも思っています．同様に，イチロー先生の授業でも，介入は幼少期のころから行わないと，変わるものも変わらないということを学びました．

■コミュニティデザインという観点から

横林：健康情報を届けるため，コミュニティデザインという観点からどのようなアプローチが適切だと山崎さんは考えますか？

山崎：大木さんが先ほどのレクチャーで示された，Box 5の図ですが，健康に意識があってその場所まで来れる人は来ているけど，意識あるけど来れない，情報も届いていない，どうしたらいいのか．僕らはエビデンスみたいなものは取れていないのですが，信じているのは，それぞれの層にわれわれがアプローチするのは難しい．情報も届かない人にアプローチするのは難しいので，アプローチできた人同士でどのように情報をやり取りしてくれるのか，これを信じたい．だからいつもツールを作るのです．僕らがいなくても，「そういえばね」と言ってくれる人がツールです．うちの事務所は全国で250地域くらいお手伝いしました．必ずそこで手帳，冊子，ゲーム，カレンダーを作って，町民，またはプロジェクトメンバーに配る．その人たちからさらに広まる．伝わらないところには，伝わりませんが，じわじわと，われわれがいないところでも思想が少し広がる．それがかわいかったり，おしゃれだったりするといい．「私たちこんなプロジェクトやっていた」と言えるようなものでないとダメです．もしわれわれが貢献できるとしたらその部分でしょうか．つい見せたくなっちゃうようなものを通じて，届かなかった人たちに，われわれから届けられないことを，地域の人に届けてもらう．「つながりの，つながりの，つながり」とでも言いましょうか．

横林：かわいいとか，かっこいいということが大事．また接触できなかった人たちのことも意識するというご意見でした．

イチロー先生，ボストンに留学中に，ポケモンゴーは楽しいので普段外に出ない人が外出する．そこで会話し，散歩時間が増えるのはおもしろいというディスカッションをしましたね．

イチロー・カワチ：公衆衛生学の訴え方はへたですね．学校給食で野菜を食べてほしい時に「健康にいいですよ」というような訴え方をするのですが，それだと義務みたいに聞こえてしまいます．「おいしい，楽しい，そしてもう1杯」（笑）というような訴え方のほうがいいのですよ．社会参加のプログラムでも，皆さんに参加してもらうときは，これはソーシャルキャピタルが良くなって，運動機能が良くなりますよという訴え方は絶対失敗します．楽しいから，という訴え方がいいのです．

僕は山崎さんの話を聞いて，その通りだと同感したのは，トップダウンでなく，情報を収集して，ヒアリングして，将来集まってきてもらうにはどういうことをしたらいいのかをしっかり聞いていることです．勝手にトップダウンをしていたら，失敗を繰り返すだけです．われわれはコミュニティ・デザイナーから学ぶべきです．

山崎：直接聞きに行くと，地域の情報が入手できるだけでなく，人間関係がわかります．友達になれる．これは信頼関係を形成するためは大きいです．1時間時間がもらえれば友達になれます．「あいつが言うのなら，行こうか」という関係性をどれくらい作れるか．

もう一つ言うと，地域で江戸時代からけんかしている人たちを仲良くさせることはできません．彼らは自由意志でテーブルに座りたい．自由意志で話したい．自由意志で友達になりたい．これが大事です．ワークショップに来た．来たけれど，その二人が同じテーブルに座ったときは，ワーク

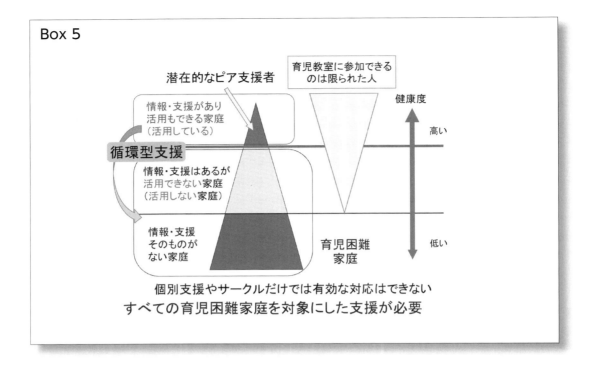

ショップの雰囲気が悪くなるし，参加者も気を使ってしまう．そこで僕らが留意していることは，自分たちが自分で決めたと思っているのだけれど，実はワークショップがうまく進むように決められていたという構図をどのようにして作るかということです．

例えば今日この会場の受付で，横林先生の差し入れの広島銘菓「生もみじ」をもらいましたね．僕らも同じことをやります．10テーブルに分けたいなら，10種類の飴を用意します．受付がすんだら，好きな飴をとってもらいます．会場に入ると10テーブルあって飴のコーンが立っています．参加者は自分の飴のテーブルに座ります．こうするとテーブルは自分で選ぶという感じになるのですが，微妙に分けられます．ミルキーのテーブルは女性，のど飴は高齢者というように（笑）．僕がどういう属性に分けたいかによって，デザインするのです．「自分はここに座ったけど，やけに意見が合うな」という状態を，僕らが裏側で作る．

われわれのような広告，企画，デザインの人たちと，公衆衛生や社会疫学の人たちがタッグを組んだ時に，面白いことが起こるのではないかという気がします．

岡山：このSDHというものに関して，われわれジェネラリストに何ができるのか，私の意見を述べます．

患者さんの背景を知りなさいと言ったとき，言語化されたものは患者さんから聞けます．しかし文化は言語化されていません．そこを掘り出していかないと，実際どのような環境にこの患者さんはいるのか，わかりません．山崎さんがしていることを，普通の総合診療医は現場でやっています．在宅医療や健康教室を行うなかで，インタビューしなくとも自然とヒアリングをしています．そこでおそらく言語化されていない地域の文化を知ると思います．それがどれだけ健康に影響しているのか学術的にスタートします．現場で把握して，背景は学術的に把握して，最終的には町づくりとして還元する．これが，総合診療医ができることではないかと思います．

藤沼：先ほどのポケモンゴーの話ですが，実際僕はユーザーですが（笑），東京だとお台場に行くと，ポケモンゴーをやっているのは若者です．京

浜東北線沿線の駅周辺でやっているのはかなり高齢者です．僕もそこでやろうとすると見られそうで恥ずかしい（笑）．任天堂も最初発売するときプロモーションは子どもは対象にしていませんでした．ほとんど成人なんです．これは余談です．

最近オレゴン健康科学大学でコミュニティ・バイタルサインというものを geographic data から抽出して，それを電子カルテに表示させたとき，この患者さんは，こういうところに住んでいるから，ということがわかったら，診療内容が変わるかということを研究しています．そういうデータがあるときに，果たして目の前の患者さんへの対応が変わるかという研究です．よく背景を知れというけれど，背景を知って何が変わるか．そのあたりが興味深いです．今日のお話をうかがって，イチロー・カワチ先生は，社会疫学のエビデンスの橋渡し研究（translational research）を求めているのだと思いました．ＣＢＰＲとは，社会疫学のエビデンスの橋渡し研究だと思います．もうひとつは，山崎さんのおっしゃる完全な帰納的アプローチ，つまりどこかのモデルを持ってくるというのではなくて，ボトムアップで，質的研究法の方法ですが，それを魅力的な方法でやられている．医師は，常に演繹思考なんです．この診断は何か，とか必ずモデルを何かに当てはめようとする．ボトムから考えるという教育を全く受けていないのです．このような思考法をどのように養成するか．病気については延々語ることができますが，健康って何ですか？と聞かれたとき，おそらく医師は答えに窮すると思います．山崎さんがおっしゃったように，健康に関する語り，レクチャーでおっしゃったコックピットは，在宅をやっている医師にはなじみ深い光景です．「健康」でなくて「コックピット」と言い換える．動かない人を，医師は「病気」とか「フレイル」とか「退行性変化」とか名付けてしまうのです．このような思考法のボトムアップのトレーニングをどうしたらいいのか．

■図工や美術の creativity をどのように医学教育に入れ込んでいくか．

山崎：教育をどう変えていくか，今日のテーマですが，僕は美術教育，図工教育が大事じゃないかと思います．日本の教育では，美術も図工もどうしても副教科に入っちゃって，偏差値教育に入りません．美術や図工が主要5教科と大きく違うところは，人と違うのが正解であるという分野です．偏差値のほうは皆と同じのが正解．国語でさえ，作者はどう思っているかと問われ，皆BならBが正解です．図工，美術だけが人と全然違うのが一番になる．つまりモデルを当てはめようとすると正解になるというよりは，人が作ったモデルは嫌いで，とにかく自分が何か新しく作り出したい．そう常に思っている人を，どうしたら生み出されるのか．デザイナーは，誰かがやったものは，すごく嫌なんです．前に作ったデザインとかほかの人と同じものでパクったなどと言われるのは嫌なのです．依頼されたら絶対同じものは作らないと考えます．地域でも全く同じで，この地域なら前と全然違うことができるんじゃないかと思ってやっちゃうのです．このようなモクモクわいてきちゃう creativity を，どのように総合診療医の方々に持ってもらうか．お医者さんは偏差値が高いというイメージがあります．偏差値が高いのは大事ですが，そういう人に身体をあずけたいのですが，でも一方で，偏差値が高いだけでなく，副教科に入っている図工や美術の creativity をどのように入れ込んでいくか．この教育も結構大事じゃないかと思います．

岡山：総合診療医が地域で活動するときは，想像力や企画力がたいへん重要になります．それがどのように形成されるかですね．

山崎：デザイナーはオリジナルが大好きだと言いました．しかし，デザイナーがやっているのは，case study なんですよ．オリジナルが何かわからなくなるまで case study をやるんです．要素に分解して再構築を繰り返します．

われわれデザイナーの事務所にはたくさん作品集を並べています．かつての人たちがどんな椅子を作ったか，次世代はそれをどうリデザインしたのかを学んで，もし自分がリデザインを頼まれたら，参考にしますが絶対前の人と同じものはやりません．

地域に出ていったとき，いろいろな要素が出てきたときに，おもしろいプロジェクトにしようとしたとき，creativity は大事ですが，その背景にあるのは世界中で行われているおもしろい町づくりのプロジェクトの要素が入っていて，どんな組織で，どんなお金で，どんな課題に会って，どんな専門家が入っていて，どんなプロジェクトになったのか，要素に分解して見せます．レクチャーでご紹介をした今回のプロジェクトで「ショップインショップ」が出てきた．あれは地域では恥ずかしい風景だったのです．一つの仕事では成り立たなくなってしまった下着屋さんがそこにケーキ屋さんを入れた．その価値を反転させて，面白いんじゃないかと言ったときに，何が起こるか．僕はアーチストの作品から影響を受けていたりします．いままで汚いと思われていたドブ川をこう写真に撮ったらきれいに見えた，というようなことを繰り返しやります．それがショップインショップでも影響を受けていますね．だから僕らは無から有を作り出すのではなく，有を分解して，再構築する．その再構築のしかたがオリジナリティです．

横林：僕たちには，結構ハードル高いですかね（笑）．

山崎：われわれの事務所がやっていることはとても単純です．事例シートで，Ａ４の１枚に，事例のタイトル，概要，沿革，課題，参考 URL の表があります．うちのプロジェクトは，秋田なら秋田の担当がまずインターネットを介して５〜６時間で事例 100 個集めます．そして事例シート 100 枚作ります．そのなかにおもしろいと思うのが 100 の中に 10 個あります．この 10 個はより詳細な情報が書籍や雑誌に載っていますので，その詳細をＡ４の３枚にまとめます．そして 10 個の中に，これはかなわないと思うものを３個選びます．この３つはアポイントを取って現場に行かせます．話を聞いて写真を撮って，事例シートを 10 枚まで増やします．100, 10, 3 の事例をそれぞれ１枚，３枚，10 枚にまとめたら，それだけ要素分解されたことになります．それをもって初めて担当者に現場に行かせます．すると，これはおもしろい，これはおもしろくないという判断ができるようになります．まず自分が担当することになった事例を 100 頭に入れる．そこだと思います．偏差値が高い皆さんだったら，全然ハードルは高くありませんよ（笑）．

横林：僕たちが診断をするときに，たくさん診断を考えて鑑別を考えていくことは，思考パターンとしては近いのかなと思いました．それを地域ベースでみていくときに，自分がつまらならないと思うことは，山崎さんは絶対おもしろいと言うに違いないと思うと（笑），何か見えてくるのかもしれません．

■ Social prescribing（社会的処方）という革新的アプローチ

横林：今英国で健康格差に取り組む革新的なアプローチがあるということをご紹介します。
Social prescribing（社会的処方）(Box 7, 8) とは General Practitioner が患者をコミュニティの非医療的なサポート資源（芸術，創作，運動，習い事，ボランティアなど）につなぐ仕組みです．
例えば，

- 金銭面な問題：ソーシャルワーカーにつなぐ
- 孤立が問題：地域の趣味の会や地域活動につなぐ
- 知的欲求が満たされていない：図書館や生涯教育の場につなぐ

僕は本年4月に広島にクリニックをオープンしますが，その中にカフェを置く予定で，そこをSocial prescribing の基地にできたらと考えています．まず知ることから，地域のリソースを収集することからはじめ，その過程で出会った方々と一緒に何かを始められたらと夢想しています．

今後この Social prescribing が，僕たち総合診療医がイメージを変える一助になるのかもしれません．

藤沼：社会的背景から入っていくこととときに，僕らは自家薬籠内の語彙が少ないです．日常のカンファレンスなどで，語ったり書いたりすることが重要です．それを積み重ねていくことで，山崎さんが言うような Case Study になり，そこから知恵が生まれるのではないかと思います．

横林：まず皆さんが知識を共有し，現場で使うことが重要であると思います．

フロアからコメント，質問

フロア：Social prescribing は大事だと思います．日本プライマリ・ケア連合学会から学会の中に「健康の社会的決定要因（Social determinants of health：SDH）」の委員会を作るように言われて，何をやるかを考えました．最終的な目標の一つにSocial prescribing に保険点数を付けてもらうことがあります．その可能性についてご意見をいただきたいと思います．

岡山：保険点数を付けるというのは良い案です．そうしないと普及しませんから．基本的には保険診療は，厚労省が診療行為をコントロールするという側面もあると言われています．あとはテクニックです．出来高になっていますので，どこかの問題を解決するために点数をつけるというアプ

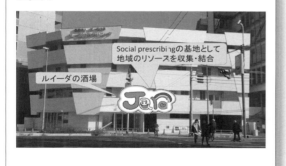

Box 7

Box 8

Social prescribing（社会的処方）
General Practitioner が患者をコミュニティの非医療的なサポート資源
につなぐ仕組み
（芸術、創作、運動、習い事やボランティアが含まれる）

- 金銭面な問題：ソーシャルワーカーにつなぐ
- 孤立が問題：地域の趣味の会や地域活動につなぐ
- 知的欲求が満たされていない：図書館や生涯教育の場につなぐ

ローチをしないと難しいと思います．それぞれの処方箋が対応する健康問題を明確にしておくことが重要です．それに対して，効果があるから点数をつけるというアプローチです．

　もうひとつ，これを点数につけたら，全体の医療費が抑制されるという見込みがつかないと保険点数はつき難いのではないかとも思います．

大木：ＣＢＰＲで言うと，どこが指導しているかというとＮＩＨなのです．教育なのに助成金を出しています．しかし，やるのはボトムアップなので，安上がりですし，ボランティアなのです．山崎さんのお話にもありましたが，地域住民が健康になっても，国の医療費が痛むわけではありません．住民が動いて自ら健康になるのが，一番安いのだという背景があります．ＣＢＰＲは政策的な意図があることをご理解ください．日本にはそれがなく，住民を使うというか，ボランティア活動はただだという通念があります．

藤沼：ＮＳＴ（栄養サポートチーム）に点数がついています．チームを作って，定期的に活動すれば点数をつけることは可能かもしれません．

横林：例えば地域包括診療加算のように，条件をみたして社会的処方を行えばプラス何点というようイメージでしょうか．

藤沼：この分野は，医師でなくて専門職ないし住民連携なので，そういう活動をすれば点数化するというのは，不可能ではないように思います．

フロア：小学校就学前の教育について，カリキュラムなどがございましたら教えてください．

イチロー・カワチ：ニューヨーク市長が選挙のとき，公約で，フリースクールの教育に投資するとか言っていました．米国にはフリースクールがありますので僕は見学に行っています．日本には少ないですが，僕はフリースクールを作るべきだと思います．幼少期の教育は，韓国ではすでにやっています．それに入れないのが貧困家庭，母子家庭です．ですから，義務教育に入る以前に激しい格差が生じています．幼少期の教育に投資するチャンスを逃したら一生格差は拡大するばかりです．経済学者も言いますが，一番教育の投資で効率の良い時期は生後3か月から3歳までの幼少期なのです．では何がハードルかと言えば，政治家は，何かに投資して，できれば2,3年後に結果が見えたほうがいいのですが，幼少期の投資は，今投資すると効果が見えるのが，20〜30年後先ですね．それが大きなハードルなのです．

　幼少期の教育のカリキュラムはあります．3か月の幼児にアルファベットを教えるというようなものではなく，遊びながらロールプレーを通じて，こどもの忍耐力を教えるというような教育です．そういうカリキュラムはすでにできています．

横林：最後に演者の先生方から，総合診療医へのメッセージをいただきたいと思います．

岡山：精神的な視点だけではなかなかうまくいきません．分析と経験，様々なCaseを自分のものにするまで，検討し，常にアイディアを高めていくことが，今後総合診療医に求められているのではないかと感じました．

山崎：デザイナーをうまく使ってください．四六時中こんなことばかり考えている人種です．皆さんがコミュニティデザイナーになる必要は全くありません．一緒にやろうと声をかけてください．ただコラボレーションのときは，相互にちょっとずつ理解は必要でしょう．われわれはその分野について知らなければいけないし，総合診療医の方々はデザイナーのことを少し学んでいただく．できればそういう活動を地域で少しやってみてどこからが難しいかを体感してもらうことは重要かもしれません．依頼原稿の中に，「稼ぎと務め」というのがありました．僕らは稼ぎだけで生きているのではありません．われわれが何か寄与しようとしたとき，稼ぎと務めの両方があって，地域のために務めをやっています．では総合診療医の方々の稼ぎと務めは何なのでしょうか．その務めの中に，地域の社会資源と結びつく

活動する時間を少し割いていただければ，そこから先の本格的な仕事はデザイナーと組めばいいのです．少し体験するという務めの時間を作ってください．

藤沼：今日は，久しぶりに知的な活性化ができてよかったです．今日集まってくれた方々は，各地域の地域医療の若手リーダーです．今日の議論は各地域に今後影響を与えるのではないかと思います．

イチロー・カワチ：僕は，ＳＣＨは良い考えだと思います．問題はそのための資金調達ではなくて，医療制度なのです．英国にはＮＨＳというしっかりしたプライマリ・ケアの制度があり，その担い手のＧＰがいます．米国がなぜできないかというとプライマリ・ケアの組織がないからです．米国ではだれが牛耳っているかというと，専門医です．世界のプライマリ・ケアの組織を比較してみますと，日本も残念ながらよくない地位にあります．一番プライマリ・ケアが優れているのは，英国，次はオランダ，以下デンマーク，オーストラリアなど続きます．皆さんの活躍が大いに期待される所以です．がんばってください．

大木：国の方針が病院から地域へと向かう中，地域へ向かって風が吹いています．病院では自分の専門性を追求すればある程度の仕事は成り立ちます．地域へ出た場合，医療職はone of them になってしまうので，そこでどう折り合いをつけるか．経験を積むことになると思いますので，皆さんの今後の活躍がたぶん，日本の医療だけでなく，町づくりから含めて変革のカギになるのではないかという可能性を感じています．がんばってください．

横林：Social prescribing という概念は，非常にいい概念だと思います．これができるようになるために僕たちが地域に入っていって，汗をかく．この概念を普及させるためにも，今日参加された皆さん，ＳＮＳを使って，「social prescribing っておもしろそう」とつぶやいてください（笑）．

これで，「共同討議：社会疫学と総合診療」を終了します．

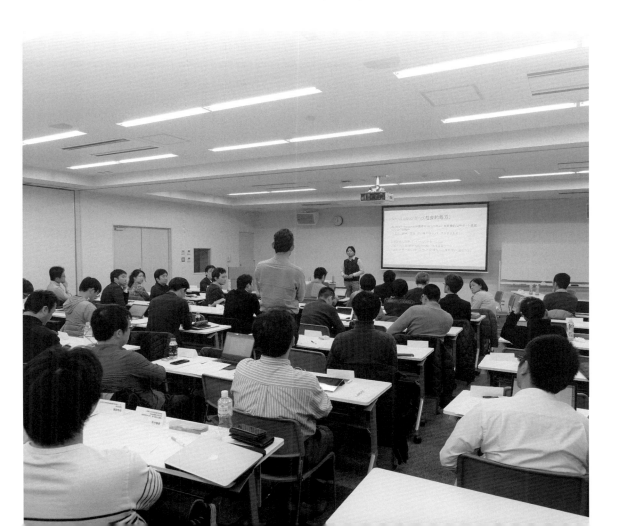

ワークショップ
あなたのまちのSDH（健康の社会的決定要因）
日本プライマリ・ケア連合学会 SDH 検討委員会

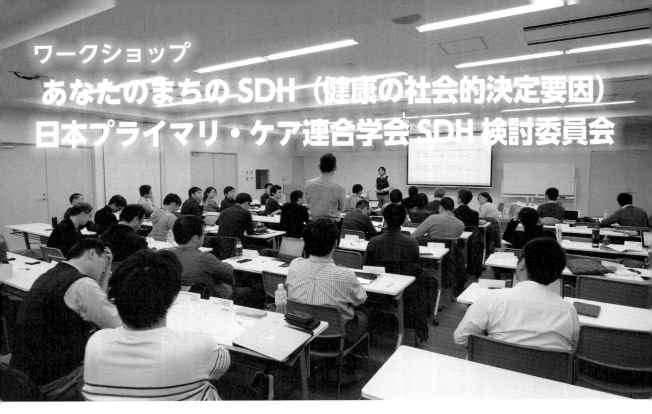

講師：
西村　真紀　（高知大学医学部家庭医療学講座特任准教授）
近藤　尚己　（東京大学 大学院医学系研究科健康教育・社会学分野保健社会行動学分野准教授）
長谷田真帆　（東京大学大学院 医学系研究科社会医学専攻健康教育・社会学分野博士課程）
井階　友貴　（福井大学医学部地域プライマリケア講座／高浜町和田診療所／ハーバード公衆衛生大学院）

横林：まず講師の先生方をご紹介します．日本プライマリ・ケア連合学会のSDH検討委員会の先生方です．

近藤尚己：私は，イチロー・カワチ先生，藤沼先生には学生時代からお世話になっています．今日はどうぞよろしくお願いいたします．

長谷田真帆：私は，近藤尚己先生のところで大学院生をしています．本日先生方のお話にあったように，社会的な決定要因が患者さんの健康状態に影響を与えるということを実感して研究を行っています．今日は私自身が勉強をさせていただきます．

西村真紀：教育をやる立場になりました．このSDHの問題は学生さんたちは知らなくて，今年度は1時間半の講義を行いましたが，受講した皆さんは驚いていました．これからだなと思って活動をしています．

井階友貴：福井県の高浜町にいまして町づくりも考えています．今日はよろしくお願いします．

横林：ありがとうございました．では今から30分ほどでワークショップをお願いします．まず配布資料をご覧ください（Box 1）．

本日はレクチャーでたくさん興味深いお話を伺いました．これからは，それでは自分はどうするのかということを考えてもらう時間です．
最初に，
● 「あなたのまちの健康問題とその要因としてのSDH（健康の社会的決定要因）を複数あげてください」

これは，在宅医療などを通じて，その町の問題点を体感されていると思います．たとえばやたらと高血圧が多い，ホームレスが多くて医療機関の受診に問題がある，あるいは介護者が男性で苦労している，など皆さんが肌で感じている問題点，もし可能であれば，遡っての要因がわかれば，それを書いてください．
次に，
●上記のうち，最も取り組むべきものは何ですか（健康問題そのものでもSDHでも構いません）
のところには，皆さんが取り組みたいことを書いてください．
そして，
●その問題を改善するチームを組むことになりました．誰をメンバーに入れますか．（CBPRの進め方②参照）
には，チームのメンバーを記入してください．
また，
●どのような方法で課題を明確にしますか．（CBPRの進め方③参照）
では，これが問題だろうと思ったが，それはどのくらい問題なのか，地域で見ていく，資料を探す，などを書いてください．
最後に，
●いつまでにどのような活動をだれと行い，どのような経過が期待され，どのように評価しますか．短期（1-2年），中期（3-5年），長期（5年以上）の期間で立案してください．（CBPRの進め方④参照）
実際にCBPRとして進めていく場合には，地域の人たちとチームを組んで考えていくのですが，今日は個人として，10分くらいで作業をしてください．講師が回りますので質問等お願いします．
（ワーク開始）

横林：このワークを経験して，いくつかシェアしたいものがあれば発表をお願いします．

参加者A：気になっている点は，小児センターの前の，誰も通るところに喫煙の灰皿があります．それについて考えています．どういうところからアプローチすべきか．

まず，こどもや親の声を聴く．利用者はどのくらいいるのか．チームはどのように組むか．ワークの中で，喫煙スペースということよりも，こどもの健康をどんなふうに考えるかというアプローチのほうが，より広く関心をもってやっていけるのではないかと考えました．

参加者B：僕の一番の関心は，社会的孤立です．チームとしては，高齢者の住民の方，民生委員，保健師のほか，プレ高齢者というか定年前から社会的活動をしていないと定年後孤立してしまう世代の人たち，経営者，地元メディアの方，こどもも巻き込みたいので学校の教員などでチームを組

Box 1　WS：あなたのまちの SDH（健康の社会的決定要因）〜 CBPR の計画〜
日本プライマリケア連合学会 SDH 検討委員会

- あなたのまちの健康問題とその要因としての SDH（健康の社会的決定要因）を複数あげてください
- 上記のうち，最も取り組むべきものは何ですか（健康問題そのものでも SDH でも構いません）
- その問題を改善するチームを組むことになりました．誰をメンバーに入れますか．（CBPR の進め方②参照）
- どのような方法で課題を明確にしますか．（CBPR の進め方③参照）
- いつまでにどのような活動をだれと行い，どのような経過が期待され，どのように評価しますか．短期（1-2 年），中期（3-5 年），長期(5 年以上)の期間で立案してください．（CBPR の進め方④参照）

【CBPR の進め方】
① 健康問題の認識
　日常生活や日常の診療からコミュニティの健康問題を感じとり，それを放置したらどうなるかを予想する．マイノリティ，貧困，薬物乱用，虐待など，評価と介入が難しそうな集団がしばしば対象となる．

② メンバー集めと組織化
　すでにあるコミュニティの代表者，関係機関の代表者，専門職，研究者などのメンバーからなる組織を形成する．誰をメンバーに入れるかわからない場合は，関係者に声をかけ誰が適しているか尋ねるとよい．コアメンバーが決まったら，実際にコミュニティで具体的な活動をする仲間を確保する．仲間集めには，コアメンバーのつてや，ボランティア育成などの方法がある．

③ 健康課題の明確化
　コミュニティの課題を明らかにするため，データを収集しニーズを明確にする．1 つだけの方法ではなく，多様な方法でデータ収集やニーズアセスメントを行う．コミュニティの強みと資源，鍵となる文化的・歴史的特徴，影響力の大きな組織，コミュニティ内のパワーとキーパーソンを意識する．
　コミュニティ自体がすでに情報をもっていることが多いため，まずはコミュニティメンバーに確認するとよい．行政や既存の組織，インターネットなどからの情報収集も比較的簡便に行える．
　ニーズを明確にする上で，実際に地域に出向き，住民の声を直接聞くことが重要である．机上のデータだけではなく，肌で感じながら調査する．必要に応じて質問紙による調査やフォーカスグループなどを行う．
　次に得られた質的・量的データを分析する．必要な統計処理などがなされた分析結果などをもとに，住民と共に議論し，取り組む健康課題の抽出や優先順位を決定する．

④ 計画と実施
　いつまでにどのような活動を誰と行い，どのような経過が期待されるか，どのように評価するか等につき具体的な計画を立てる．短期（1-2 年），中期（3-5 年），長期（5 年以上）の期間で立案すると良い．ここでも住民・コミュニティメンバーと共同して行うことが重要である．

⑤ 評価
　④で計画した時期，方法に従い評価を行う．評価の手段は，③のニーズ評価と同様，質問紙調査やフォーカスグループなどを用い，以下の 3 点につき評価する．
　　・プロセス評価：住民の参加の度合いや反応
　　・アウトカム評価：健康課題の解決の有無
　　・影響評価：住民の認識の変化や必要な技術の習得状況
　上記につき，住民を含むコミュニティメンバーで振り返り，成果に対する達成感を共有するとともに，新たな課題・残された課題の整理や計画の修正を行う．結果をもとに再度普及計画をたて，実行する．

んで，課題を明確化したいと思います．中期，長期についてはその場その場でサイクルを回しながら．初めの1,2年は現状調査，分析しつつ交流の場をどんなところに作れるか．3〜5年で介入や実践の評価する．アウトカム評価は，とりあえずはソーシャルネットワークスコアを使って改善率を評価する．長期的には，スコアの改善率や要介護率が減ったとか，死亡や入院の回数の減少で評価できると思います．

参加者C：東京でも高齢者の孤立は深刻です．奥様が先立たれた男性は孤立化が進みます．僕たちは足立区で活動していますが，男性は地域活動に参加していただけない，会社でそれなりの地位で活動していたのに，女性とともに仕事をするのは難しいようです．現在4つのワーキングチームを動かしています．各地域で小さな地域起こしの事業をマネージしていただくという形で，100人くらい登録しています．その中で，思考法が合った人の中で男性にリーダーシップをとってもらっています．大学のサークルと連携して，高齢者が持っている技術を若者に伝えたりしています．私たちは医師としてではなく，地域の住民として活動をしています．

横林：うまくいっている感覚はありますか？

C：山崎さんのようにはサポートできないのですが，一発やったけど全然人が集まらなかった企画もありますし，4年間ほぼ満席という会もあります．会の費用が不足するときは地元の事業主のサポートを得たり，大学院が研究費として出してくれたりしています．

横林：今回10分のワークでも難しいと思われたかもしれません．大事なのは，自分が地域に入っていって，実際に聞いてみるところからスタートすることだと思います．全部自分で調べようとせず，Keyになる人に尋ねることで十分だと思います．どういうもので評価するかというところで，フォーカスグループ，量的，統計学的というと尻込みしてしまうこともあろうかと思いますが，そこは統計専門家と組むことで解決できることもあります．

全部やるというよりは，誰と組むかという視点が望まれます．

これで，「ワークショップ：あなたのまちのSDH（健康の社会的決定要因）」を終了します．

以上を持ちまして，第11回ジェネラリスト教育コンソーシアムを閉じさせていただきます．本日は，長時間にわたり，多数の皆さんにご参加をいただき，活発な討議を行うことができました．主催者を代表して，改めて御礼を申し上げます．

（以上）

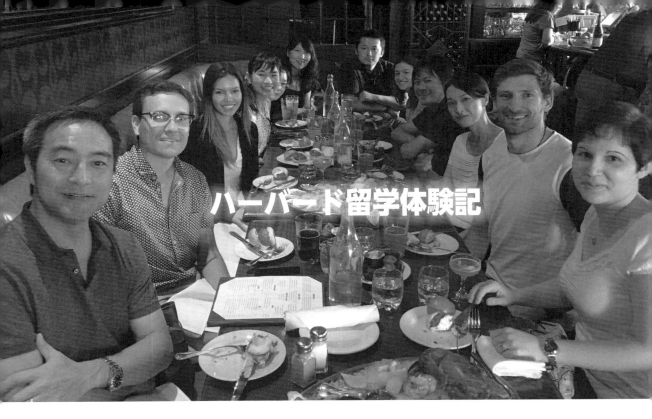

ハーバード留学体験記

著者:横林 賢一

　2015年9月から1年間,ボストン(米国)にあるハーバード公衆衛生大学院社会行動科学部に研究留学した.現地では本書籍共同編者でもある同学部長のイチロー・カワチ教授に師事した.ここでは,留学に至った経緯,現地での苦悩と学び,そして今後の展望について述べる.

留学までの道のり

　目の前の患者さんを診るだけでは限界がある．家庭医になるためのトレーニングをする中で，そう思うようになった．虐待を受けて育った子は，自分が親になった時，子供に虐待をする．貧しい家に育ったら自分の子供も貧しくなる．もちろん常にそうなるわけではないが，その可能性が高くなる．患者さんのみならずその背景も見るのが家庭医の醍醐味であるものの，背景を知ったところで自分にはどうすることもできない無力感の中で日々の診療を行っていた．家庭医として目の前の患者さんを診ることに加え，他にできることはないのか．負の連鎖を断ち切り，健康格差を解消する方法がどこかにあるのではないか．そんな疑問を抱いていた．

　2015年3月，第2子が元気に生まれて来てくれた．以前から漠然と海外で学ぶことに憧れており，上記の疑問の答えが日本の外にあるような気がしていた私は，「家族で留学してみたい」と妻に告げた．なんとなく，タイミングとしては今しかない気がした．共働きで2人目が生まれたばかりの非常に大変な時期にもかかわらず，妻は「一緒に頑張ろう」と笑顔で応えてくれた．

　さて，どこに行こうか．どこに行けば自分の欲しい解答を得られるだろう．まずは以前1週間だけお世話になったUCLA（カリフォルニア大学ロサンゼルス校）に興味を持った．UCLAでCBPR（Community Based Participatory Research: コミュニティ参加型研究・アプローチ，本書掲載【社会疫学とCBPR】大木秀一先生 参照）について学び，この手法が自分の疑問を解決する糸口になると感じていたためだ．UCLAの卒業生に話を聞き，また様々な人に頼み込んで海外の留学経験者にスカイプやメールで相談した．多くの方のアドバイスを聞き色々と調べる中で，自分の疑問である「健康の社会的決定要因」について研究を行い，その解決の糸口としてソーシャルキャピタルという概念を大切にしているイチロー・カワチ先生のことを知った．ここだ，ここしかない．彼の弟子になりたい．でもどうやって？ 何のつてもない私にはハーバード大の院生になり学生として学ぶ以外の方法が思いつかなかった．

　2015年5月，ハーバード大学公衆衛生大学院に行きイチロー先生に教えを乞うための過酷な準備が始まった．入学に必要なTOEFLという英語のスコアを出すのが最初の，そして最大の難関であった．英語が苦手な自分にとってTOEFL100点以上というスコアは高すぎる壁．さらに，夫婦とも医師で子供は3歳と0歳という状況である．同月から毎朝3時に起きる生活が始まった．入学審査を受けるためには，TOEFL，GRE，学生時代の成績表，3通の推薦状，エッセイ（自己推薦文）が必要であったため，まもなくGREという数学と国語の勉強も始まった．数学と言っても中学レベルの内容であり，国語で高得点をとれない日本人は数学で満点を取ることが必須であった．何が楽しくて朝3時に起きて英語で三平方の定理をやってるんだろうと投げ出したくなることも何度もあったが，一緒に頑張ってくれている妻や子供たちの支えのお陰で走りきることができた．エッセイを作る作業は私にとって大きな意味があった．留学準備全般にわたり，イチロー先生のもと修士号を獲得した加藤承彦さん（当時広島大学）に非常にお世話になったのだが，加藤さんと「なぜハーバードに行きたいのか」につき何度もディスカッションするうちに，漠然とした思いが明確になっていったのである．実に12回に及ぶ校正の後に完成したエッセイを共有する（**Box 1**）．

　2016年3月，運命のめぐり合わせでイチロー先生に会うことができた．本書でもご執筆いただいている高尾総司先生【健康の社会的決定要因】主催のセミナーでイチロー先生が岡山に来られていることを教えていただいた．そして，岡山の地で憧れの方に会うことができた．詳細は割愛するが，これまでの準備の甲斐もあって，私は大学院生ではなく客員研究員としてイチロー先生のラボに所属し，直接ご指導いただけることになったのである．

Box 1

Kenichi YOKOBAYASHI
Personal Statement

The purpose of obtaining a Master of Public Health with the concentration in Health & Social Behavior at Harvard T.H. Chan School of Public Health is to learn ways of reducing health disparities between economically privileged and unprivileged within Japanese communities. Japan has been experiencing rapid aging of the population and an epidemic of chronic diseases (e.g., diabetes and dementia), especially among those in low socio-economic status.

My colleagues and I will start a family medicine clinic with a research department and an open-space café in Hiroshima from 2017. As the director of the research department, my goals are 1) to investigate the effects of social capital on health disparities, healthy life expectancy, and happiness among local residents with a team of doctors, nurses, and social workers and 2) collaborate with stakeholders in the community such as government agencies to actively intervene on those in worse health through rebuilding social capital (e.g., fostering health supporters and establishing community support projects).

I have always been a community organizer who uses my leadership skills to improve the wellbeing of those around me, whether they were my high school classmates or fellow medical doctor residents. As I became a family medicine doctor and listened to my patients, I have realized that treating sick individuals at a hospital only provides a temporary solution because the roots of diseases are deeply embedded in patients' everyday lives. In my exploration to understand the social determinants of health, I initiated several projects concerning community health. For example, I arranged an open-café where local people could chat regularly with medical doctors (without a white coat) about their health. In my family medicine residency program, I conducted a prospective cohort study on 500 elderly people who had been treated at home to fill the void in evidence-based practice. In 2012, I conducted a study to improve the quality of primary care in rural areas of Hiroshima. We solved the absence of specialized doctors in the areas by utilizing female doctors on maternity leave such as dermatologists through information technology.

Though I have conducted several epidemiologic and action research, I was not able to assess how my initiatives led to re-strengthening of social capital or the reduction of health disparities.

Professor Ichiro Kawachi at Harvard Chan School is a renowned scholar on social capital and health. I plan to operate the aforementioned café at my clinic as a place for local residents, health care providers, non-profit organizations, and volunteer members to build social capital in the community. To evaluate the impact of my activities at the clinic and the café on health disparities, healthy life expectancy, and happiness, I would like to deepen my understanding toward social capital and elaborate my research methods under Professor Kawachi's guidance. Ideally, I will conduct studies on social capital in Hiroshima with his cooperation and collaboration after I finish my program at the School.

I am also interested in the work by Professor Viswananth on health communication because my target population are those in the low socio-economic status who tend to be less receptive to health promotion. I would like to gain knowledge on effective communications toward raising their level of health literacy, so my interventions will induce positive behavioral changes.

I expect that the cultural and intellectual diversity at Harvard Chan School will acculturate my viewpoints forcing me to see my patients and society in broader perspectives and ignite many ideas for new research and practice. I am excited about the possibility of studying at Harvard, and I appreciate the selection committee reviewing my application.

現地での学び

2016年8月,家族4人でボストンに渡った.ちょうどその時期に帰国予定だった同じラボの坪谷透先生のアパートの部屋を家具ごと譲り受けることができたため生活面では非常にスムーズな第1歩を踏み出すことができた.一方で健康面では辛いスタートとなった.家族全員が感染性結膜炎になり,特に私は重症で渡米早々,あの有名なブリガムアンドウィメンズホスピタルのERを受診する羽目になった.

イチロー先生のラボでは個室を与えていただき(Box 2),日本から持って行ったデータの解析を行った.ボスからテーマやデータを与えられて解析するのではなく,研究員個人個人がそれぞれの興味,モチベーションでデータを獲得するスタイルであった.私は渡米前に,JAGESという日本の高齢者を対象とした研究チームの仲間に加えてもらい,研究計画を立てデータを取得した.月に約2回,イチロー先生と1回30分の個人面談が設定され,解析方法の検討,解析結果の解釈,論文の加筆修正などを行った(Box 3).生活習慣病とソーシャルキャピタル,笑いと健康,在宅死に影響を与える因子の検討などのテーマで,在籍1年間で5つの解析を行い2本の論文を執筆した.研究者としてかなり未熟者の自分ではあったが,社会疫学,ソーシャルキャピタルの第一人者であるイチロー先生とのディスカッションは刺激にあふれ,非常にモチベートされる時間であった.ラボのメンバーも皆,イチロー先生に"Interesting!"と言ってもらえると地道な解析の苦労が吹き飛ぶと話していた.定期的な個人面談の他に,月に1回のポスドクミーティングも開催された.ここでは毎回ラボのポスドク2〜3人が15分ほどの研究プレゼンを行い,他のメンバーやイチロー先生がコメントをする.ユニークなのは,ワインを飲みながら開催されること(Box 4).イチロー先生としては,ポスドクミーティングもメンバーのソーシャルキャピタルを醸成する時間なんだそうだ.私は1年の滞在中に2度発表を行った.2度目の発表日にはマイケル・マーモット先生(当時の世界医師会長)がイギリスから来られていた.社会疫学界の神2人の前でプレゼンし手厳しいアドバイスをいただいた後にとった写真を共有する(Box 5).明らかに顔が引きつっている...何はともあれ,1年に渡る「本物」とのディスカッションとご指導は,留学で得た最も大きな経験の一つである.

在籍中,複数の授業を聴講させてもらった.イチロー先生による社会疫学および行動経済学,Viswanath先生のヘルスプロモーション,以前から興味のあったCBPRの4つで,いずれも全10−15回のコースであった(Box 6).学んだ内容は本書に散りばめられているので割愛するが,どの講義も総合診療医が知っておくべき,あるいは知っていると楽しい内容ばかりであった.自分だけが独り占めしてはバチが当たると考え,本コンソーシアム開催を決意するに至った.

オフの時間に参加していたハーバード松下村塾(ボーゲル塾)でも多くの刺激をもらった.本塾では,月に1回,ハーバード名誉教授であるボーゲル先生のご自宅にボストンに住む日本人が集まり,英語でディスカッションを行う(Box 7).良い議論になるよう,毎回1週間前に塾生のみで日本語による事前勉強会もセットで行っていた.私は地球規模課題という分科会に属し,少子高齢化,エネルギー,原発,移民などの問題につき仲間たちと語り合った.各省庁,企業,JICAなど医療以外のバックグラウンドを持つ方々の深く熱い思いに心を打たれた.

英語はやはり苦労した.渡米直後の生活のセットアップでは,直接会っての交渉やネット上で申し込めるものは時間をかければなんとかなるものの,電話での申込みしか受け付けないものも多く,契約書が届くまで毎回ドキドキであった.ポスドクミーティングで発表する際も,プレゼンは事前に準備できるのでまだ気が楽だったが,当日の質疑応答には苦戦した.10年以上経験してきた医療ではなく,苦手な英語と駆け出しの研究を中心とした日々のため,渡米直後のアドレナリンがきれた12月頃,精神的にひどく落ち込んだ.現地のデイケア(保育園)に通う当時4歳と2歳の子

Box 2

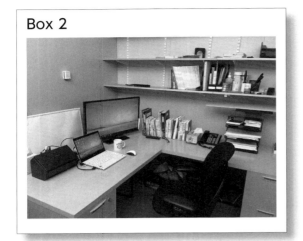

Box 3

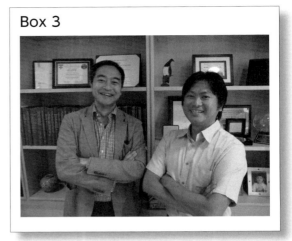

Box 4

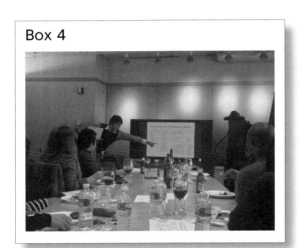

Box 5

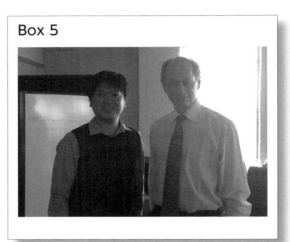

Box 6

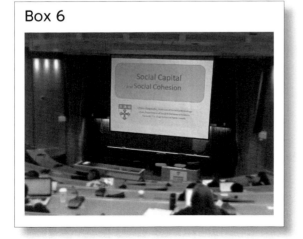

Box 7

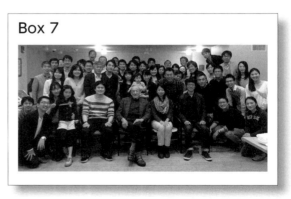

供たちは慣れない言語と文化に苦労しつつも適応する中，自分の研究スキルも英語も一向に上達しない．家族に苦労させてまで一体自分は何のためにアメリカに来たのか．医療者ではない自分は，なんと無力なのか．しかし，そんな私を妻はずっと支えてくれた．子どもたちは笑顔を見せてくれた．改めて家族の大切さに気付いて自分をリセットしてからは開き直り，とことん楽しむことにした．英語を語学としてではなく，異文化の人とのコミュニケーションツールと捉え，教会のESL（英語を母国語としない人に対する英会話グループ）に通い，トルコ，ドイツ，中国，インドネシア，韓国など様々な国の人と今を楽しんだ．お互いの国の料理を作り合い，私は広島風お好み焼きを披露した（**Box 8**）．ラボの仲間も，私の研究レベルが医療界で言うところの研修医程にもかかわらず，私の質問に丁寧に答えてくれた．同じ釜の飯を食べた一生の仲間ができたことも留学で得た大きな財産である（**Box 9**）．

食べることも大いに楽しんだ．アメリカ＝肉，ハンバーガーのイメージ通り，分厚い肉やボリューム満点のハンバーガーを堪能した．ボストン名物のロブスター，クラムチャウダーなどのシーフードに加え，イタリア人街，中華街などに頻繁に訪れ，各国の料理を満喫した．明らかに太る食べ方をしていたが，ボストニアン（ボストンの人々）は本当によく走るため，影響を受けて私もランニングを行い，何とか体型を維持していた（帰国後，お好み焼き屋に毎日通って体重が激増したのは内緒の話）．

旅行も最高であった．土日が完全にオフであったため，車に乗って色々なところに行った．いちご狩りなど他の家族と家族ぐるみで出かけることも多かった．本場のミュージカルもたくさん堪能した．休みが取りやすかったため，ニューヨーク，ワシントンDCなどの近場から，フロリダのディズニーワールド，ディズニークルーズ，イエローストーン，グランドキャニオン，シアトル，ロサンゼルス，カンクン（メキシコ）など色々なところを旅して回った．エンターテイメント（人を楽しませ自分も楽しむ）という点では，アメリカは日本の1枚も2枚も上手である．日本では医師として忙しい日々を過ごしていた私達は，とても贅沢な時間の使い方をした．自分を労り今を楽しむ．とても貴重な経験であった．今後の人生に良い影響を与えるであろう．

苦労は確かにあった．精神的に激しく追い込まれた（自分で追い込んだだけであるが）．それでも今振り返ってみると，楽しかった記憶ばかりである．「行ってよかった」と心から思う．何が良かったか．英語？　正直たいして上達したとは思えない．しかし，度胸はついたように思う．研究を集中してできたのは良かったといえよう．私の場合，多忙を極める現地の大学院生ではなく，研究に時間を割ける研究員として1年を過ごすことで，僅かながら手応えを感じることができた．何より，「世界のトップ達」を間近で感じる日々は刺激的であった．それらを差し置いて留学して良かったと感じることが2つある．1つは価値観の変化，もう1つは家族との絆である．私はもともと，「多様性」という言葉が好きであった．みんな違って当たり前．違うからこそ，面白い．違うからこそ，尊重できる．その考えに今も変わりはない．ただ，様々な人種・文化・言語・格差が入り混じっている国で1年を通じて過ごすことで，そう簡単なものでも無いと感じるようになった．多様性という言葉を軽々しく使えるほど，自分は成熟していない．しかし，自分自身は以前より多様になったようには思う．少しだけ多様になった私は思う．俺たちって，生真面目だよね．日本人の「真面目さ」は世界に誇れる強烈な武器である．ただ，できることなら自分や自分の周りの人が「笑顔」になるためにだけその武器を使いたい．あとはさ，ふざけて生きようよ，と思う．もう1つの「家族との絆」については説明するまでも無いであろう．困難を乗り越えたくさんの笑顔を共有した家族の絆は間違いなく強まり，私達の今後の人生をより豊かにしてくれるであろう（**Box10**）．

今後の展望

帰国後半年は所属元の広島大学病院総合内科・総合診療科で引き続き勤務し，2017年4月にカフェ（Jaroカフェ）を併設した有床診療所を開設した．Jaroカフェを社会的処方（本書【社会的処方】参照）の基地として，ハーバードの1年間，家庭医・総合診療医の15年間の経験を総動員して，近隣の方々，仲間たちとともに，自分たちの笑顔創りを楽しみたい．

おわりに

「留学，したほうがいい？」と時に聞かれる．答えはYesであり，Noでもある．苦労している仲間の話も少なからず聞くし，心身のバランスを崩して帰国した人もいる．特に家族で行く場合，自分だけの人生では無いので，「留学は絶対オススメ」とはいえない．それでも私は，家族と共に海外で生活し，本当に良かったと思っている．こkから先は，直接会って話したい．

最後に，留学中に様々なサポートをいただいた広島大学病院総合内科・総合診療科の田妻進教授および医局の皆様，こんな私を受け入れてくれ本コンソーシアムにも多大なるご協力をいただいたイチロー・カワチ教授，苦労を共有し夢を語り合ったボストンの仲間たち，そして何より一緒に海外生活を送ってくれた妻と子供たち，本当にありがとうございました．お世話になったすべての皆様に心から感謝申し上げます．

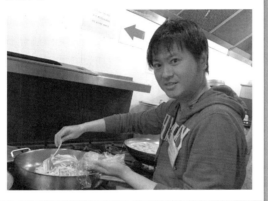

Box 8

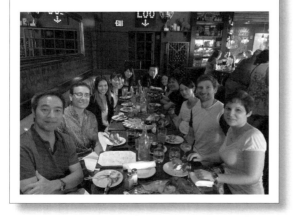

Box 9

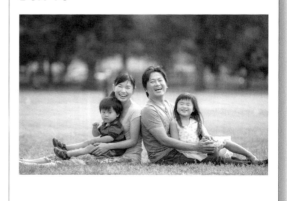

Box 10

貧困と社会的排除，そして格差
Poverty, social exclusion, and disparities

近藤 尚己（医師，医学博士） Naoki Kondo, MD, PhD
東京大学大学院医学系研究科　保健社会行動学分野
Department of Health and Social Behavior, School of Public Health, The University of Tokyo

〔〒113-0033 東京都文京区本郷7-3-1　医学部3号館3階〕
E-Mail：Email: naoki-kondo@umin.ac.jp

Recommendation ………………………………………… 提 言

- 患者の社会経済状況を把握する仕組みを臨床現場に導入しよう
- 社会的排除が疑われる患者に対してどう対応すべきか多職種で議論しよう
- 社会弱者へスティグマを与えないよう情報の扱いや接する際の態度に配慮しよう
- 地域の状況を社会経済的側面から把握する地域診断をしてみよう

要旨

　貧困や社会的排除が健康の重要なリスクであることはよく知られている．「貧困」がその人の状態を表す言葉であるのに対して，近年重視される「社会的排除」は，「社会」を主語とすることで，社会がとるべき責務をより明確にした概念である．貧困や社会的排除は当事者だけの問題ではない．弱者と強者の溝が深まれば，社会全体が不安定になり，強者も含めた全員の健康が脅かされる可能性がある．臨床では，患者の社会経済状況を評価することで，効果的なケアの提供へとつなげられる．また，患者の社会的課題への向き合い方について，診療チーム全体で検討し，準備しておくとよい．社会経済的特性を踏まえた地域診断も有益である．地域診断結果を踏まえた活動は地域全体の健康の底上げに資するだけでなく，医療機関における臨床推論の正確性を上げ，またケアの質の向上にもつながる．

Keywords：相対的貧困・社会的排除・健康格差

■ はじめに

2008年に起きた「リーマンショック」の折，貧しい世帯の子どもの肥満が増えた[1]．このことを，とある会議で報告したところ，某国会議員から「食うにも困るはずの貧困層の子どもが太るはずがない」との意見をいただいた．筆者は少々面食らった．国会議員ですら，現代の貧困がどのようなものかを理解するのは難しいようだ．

貧困は健康をむしばみ，疾病の治療の妨げとなる．そのため，プライマリケアの現場においても十分な配慮をすべきであり，医療機関は十分に対応すべきである．とはいえ，国会議員ですら理解に苦しむように，貧困がどのように生活や健康を脅かすのかを，当事者以外が理解するのは難しい（筆者とて十分に理解しているか正直自信はない）．そのため，「昔はみんな貧しかった．でも皆歯を食いしばって前に進んでいた．今の連中は甘えすぎだ」といった意見が飛び出したり，貧困の窮状を訴えるスピーチコンテストに出場した高校生が1000円以上するランチの写真と一緒に「おいしかった」とツイッターでつぶやいたことがインターネット上で「炎上」したりするような残念なことが起きている．他者を理解するのは難しい．ただし，生活が困窮した患者と接することの多い医療者，特にジェネラリスト諸氏にはぜひとも理解していただきたい．理解が患者のケアの質に大きく影響するからである．

■ 貧困とは

実は，「貧困とは，こういうことです」という明確な定義は存在しない．ざっくり言えば，その時々の世の中の大多数が「それではあんまりだ」と感じるような困窮状態が貧困である．つまり「貧困」は価値判断を伴い移ろいゆく概念である[2]．

飢饉や紛争に翻弄され，多くの人が飢えや寒さで命を落とすような国においては，貧困とは「絶対的貧困」のことを指す．文字通り，衣食住や最低限の医療が受けられず生命維持が極めて困難な状況である．ただしそのような状況は今の日本にはほとんどない．現代日本の貧困は「相対的貧困」である．人は住居と食料と衣服だけでは「健康で文化的な生活」は営めない．社会生活を送ること，社会関係を保つことが重要である．相対的貧困について，タウンゼントは「その社会で慣習になっている，あるいは少なくとも広く奨励されているまたは是認されている種類の食事をとったり，社会的諸活動に参加したり，あるいは生活の必要条件や快適さを保つために必要な生活資源を欠いている状態」と定義している[3]．友人たちとお茶やランチを楽しむゆとりがない，服が買えず冠婚葬祭に出られないといったことが続けば，知人や親類との良好な関係が保てず，次第に孤立していくことになる．

貧困層の子どもが太るのも，相対的貧困だからである．衣食住は何とかなっても，健康を保つために必要なバランスのとれた栄養や運動の機会という「生活資源」を得られなければ太ってしまう．貧困に伴う日々のストレスで食べ過ぎてしまうこともある．ストレスが，食欲を制御困難にすることは神経内分泌的研究によって立証されている[4]．金銭や時間のゆとりがなく，友達や家族との良好な関係を維持できないことが，子どもの心に及ぼす影響は計り知れない．

貧困は単に「金がない」ということではない．想像力を働かせて，多面的にとらえる必要がある．スピッカーは，社会として容認できない「辛苦」の構成を，物質的状態・経済的境遇・社会的地位に大別して貧困を理解することを提案している（**図1**）．また，貧困に伴う辛苦は「周囲と比べてどうか」という相対的な感覚と強く関係する．「昔は皆貧乏だったが，頑張っていた」というが，それは皆一緒に貧しかったからできたことだろう．弁当の内容が貧弱で恥ずかしいため，トイレで食べる中学生がいるという．修学旅行の積立金が払えず，参加できない子もいる．「皆がやっていることを自分はできない」という感覚が，強い「辛苦」となるのである．

■ 「社会的排除」：社会の責任をより明確にした概念

「貧困」は，「資源が欠如している状態と理解されることが多い．一方で，社会における辛苦の多面性をより明確に打ち出した概念が「社会的排除」である．社会的排除とは，制度や人のつながりから人々が排除されていくプロセスのことである．

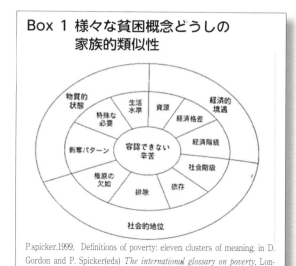

Box 1 様々な貧困概念どうしの家族的類似性

P.spicker,1999, Definitions of poverty: eleven clusters of meaning, in D. Gordon and P. Spicker(eds) *The international glossary on poverty*, London: Zed Books.

たとえば若いときに失業してしまうと，同僚などとのつながりがまず失われ，両親や親戚に顔向けできず自ら関係を断っていくかもしれない．さらに社会保険を喪失し，セーフティネットを失うことにもなる．こうして徐々に社会から切り離されてしまう．

社会的排除は，「社会が排除している」というように「社会」を主語としている．このことで，辛苦にさいなまれている個人を作りだしたのは社会の責任であり，社会がケアすべきである，ということが明確になる．

■ 貧困・社会的排除が不健康を引き起こすメカニズム

貧困が不健康を引き起こすメカニズムについては，物質面と心理面に分けて考えるとわかりやすい．お金や時間が足りずに健康な生活を保てないのが物質面の問題である．先のリーマンショックの例に関していえば，不景気で賃金が下がり副業を始めたため多忙な親が子どもにバランスの良い食事を十分準備できなくなり，子どもが太る，といった状況が考えられる．心理面としては，前述のように，友達との関係をうまく維持できなかったり，生活への不安などからストレスで食欲が亢進してしまう，といったことが考えられる．

■ 格差社会は金持ちも不健康に

貧困を格差，つまり社会全体の資源のばらつきの問題と切り離して語ることはできない．たとえ自身の所得が同じままでも，自分より富める者がより豊かになり格差が広がることになれば，他者と比べた時の劣等感は増していく．格差社会となり，周囲と比較して相対的な「はく奪感」を感じる機会が増えれば，豊かな人とて穏やかではいられない．稼いでも稼いでも，上には上がいる…そんな劣等感は富裕層をもむしばむ．

筆者らの研究を含め，所得格差が，貧富の差に関係なく，そこに住むすべての人の死亡リスクを高めることを示したエビデンスは多い[5]．さらに，他人との比較によるストレスの健康への影響は高所得者ほど強い可能性も示されている[6,7]．

■ 臨床での取り組み

臨床現場で貧困や社会排除の問題にどう取り組むべきであろうか．世界保健機関は，健康格差対策に関して「生活状況の改善」「組織連携」「健康格差の評価（見える化）」という3点を推奨している[8]．これに則れば，まず第一に言えることが「病院にいるだけでは解決できない」ということである．まず，患者が地域社会でどのような生活をしており，実際にどのような生活困窮による課題を抱えているかを理解することが必要だ．そして，実際に患者の生活へのケアへとつなげるのである．例えば，糖尿病など慢性疾患のセルフケアは，社会的排除の状態にある人にはなかなか難しい．孤立しがちな患者とっては，毎日の服薬管理すら難しい．そういった患者に対して，外来で「今月もずいぶん薬が余っていますね．ちゃんと飲みましょうね」というような"指導"がいかに無意味であるかは，毎月その言葉を同じ患者に繰り返している外来担当医本人が最もよく理解しているはずである．患者が自宅で服薬管理できない理由は何か．これを「診断」し，対応法を「処方」しよう．貧困層には，日々の疾患管理を支えてくれる人が少ない．そのような場合，たとえば，服薬指導を含めた生活支援サービスを通じて，ケアの提供者との「つながり」を作ることが治療のアド

ヒアランス向上につながるだろう．

　第二に，生活状況の改善には連携が不可欠である．患者の生活に関与できる，ケアマネージャーや生活支援事業者，社会参加の機会を提供してくれる社会福祉協議会，事業主，市民団体等，患者の生活の場を取り巻く各組織と医療機関とが普段より良好な関係を構築しておくのである．多職種を交えた事例検討の場を持つのが効果的である．例えば，地域包括ケアにおける「地域ケア会議」への参加は貴重な学びの機会となるだろう．困難事例を題材として多職種でどう対応するかを検討しあうことで，専門職や各組織が地域で果たすべき役割やスキルを再確認できる．普段から，行政や民間事業者と協力して地域での保健活動を積極的に進めている医療機関もある．2015年には，世界保健機関によるHealth Promoting Hospitals Networkの日本支部が発足し，そういった活動をより組織的・学術的に推進しようとする動きがでてきた[9]．病院が街に出ていく時代が来ている．

　最後に，健康格差の評価（見える化）である．まず，患者の社会背景の把握をしよう．貧困状態の問診については，カナダなどで具体的な取り組みが広がっている．ただし，患者の社会背景に関する情報の管理や本人への対応には，スティグマを与えないよう注意する必要がある．最近，生活保護受給者への社会のまなざしが厳しい．生活保護は，国民の正当な権利であるが，日本人には「人さまに迷惑をかけたくない」という，時に権利を享受する足かせとなるような規範意識がある．社会的排除は社会の責任であることを十分理解し，患者に対応することを心がけたい．

引用文献

1) Ueda P, Kondo N, Fujiwara T. The global economic crisis, household income and pre-adolescent overweight and underweight: a nationwide birth cohort study in Japan. Int J Obes (Lond) 2015;39(9):1414-20.
2) 岩田正美．現代の貧困．東京：筑摩書房；2007．
3) Townsend P. Poverty in the United Kingdom Harmondsworth: Penguin; 1979.
4) 川上憲人，橋本英樹，近藤尚己，盛山和夫，堤明純，神林博史, et al. 社会と健康：健康格差解消に向けた統合科学的アプローチ：東京大学出版会；2015．
5) Kondo N, Sembajwe G, Kawachi I, van Dam RM, Subramanian SV, Yamagata Z. Income inequality, mortality, and self rated health: meta-analysis of multilevel studies. British Medical Journal 2009;339(nov10_2):b4471-.
6) Åberg Yngwe M, Kondo N, Hägg S, Kawachi I. Relative deprivation and mortality-a longitudinal study in a Swedish population of 4,7 million, 1990–2006. BMC Public Health 2012;12:664.
7) Kondo N, Kawachi I, Hirai H, Kondo K, Subramanian SV, Hanibuchi T, et al. Relative deprivation and incident functional disability among older Japanese women and men: Prospective cohort study. Journal of Epidemiology and Community Health 2009;63(6):461-467.
8) WHO Commission on Social Determinants of Health. Closing the gap in a generation: health equity through action on the social determinants of health. Final Report of the Commission on Social Determinants of Health. Geneva: World Health Organization; 2008.
9) 日本Health Promoting Hospitals Network (URL: https://www.hphnet.jp/). 2015-.

健康の社会的決定要因（ストレス，労働，失業）
Social determinants of health (stress, work, and unemployment)

高尾 総司（医師, 医学博士）Soshi Takao, MD, PhD
岡山大学大学院医歯薬学総合研究科　疫学・衛生学分野
Department of Epidemiology, Okayama University Graduate School of Medicine, Dentistry, and Pharmaceutical sciences
〔〒700-8558　岡山市北区鹿田町2-5-1〕
E-Mail：s-takao@md.okayama-u.ac.jp

Recommendation ……………………………………… 提 言

- 現代の生活では，慢性的に精神的ストレッサーにさらされ，心血管系や免疫系に影響を与える．医療によって体調の変化はコントロールできるが，社会環境に付随して集積するストレスの「原因の原因」にも着目すべきである．
- 理論モデルにもとづき定義された「職場のストレス」は，冠動脈疾患リスクを上昇させる職場環境を示唆する．ただし，職場における対策として，人口寄与危険度からは禁煙等に劣る．
- 失業に対して，総合診療医が直接できることはあまりないが，失業が健康に影響を及ぼすメカニズムを理解することは有用かもしれない．

要旨

　健康を考えるときに，個人の行動的な要因を考えるのか，それとも社会の構造的な面を見るのか．個人に健康行動を取らせるよう促すことは重要なアプローチではあるが，その効果には限界がある．むしろ，社会環境によって行動がどのように形成されるのかを理解することも必要である．本稿では，ストレス，労働，失業について，「健康の社会的決定要因」の視点から，簡単にまとめる．
　WHOが提唱する内容は，人々の健康を向上させるために環境をいかに変えていけばよいかという公共政策が果たす役割に置かれており，総合診療医にとっては身近な内容であるとは言い難い．しかし，職業性ストレスを測定可能なように定義する代表的な二つの理論モデルを知ることや，失業と健康の関係のメカニズムを丁寧に検討することは，ひいては健康の社会的決定要因の重要性を理解するための一助となろう．

Abstract

When we consider population health, the focus is whether we are looking more at behavioral factors, or more at structural issues. Giving advice on individual behavior change is still an important approach. However the evidences suggests that this approach only has a limited effect. There is little advice concerning what individuals can do for their own health. While, it is necessary to understand how behavior is shaped by the social environment and is essential to know the approach for improving health through social determinants. This article outlines some important aspects of social determinants of health related to the areas of stress, work, and unemployment.

　The recommendations by World Health Organization put weight on the roles of public policies involving environmental changes that would lead to healthier behavior. Primary-care practitioners might not be familiar with viewing the issue in this context. It may help them to recognize the importance of social determinants of health by introducing the job demand-control model and the effort-reward imbalance model so that job stress can be defined and measured scientifically. This will help to elucidate the causal relationships between unemployment and health.

Keywords：　失業，職業性ストレス，仕事の要求度－コントロールモデル，努力・報酬不均衡モデル
unemployment, job stress, job demand-control model, effort-reward imbalance model

■ はじめに

本稿で主として取り扱う冠動脈疾患（coronary heart disease）の原因と問われれば，喫煙，高血圧，高脂血症などのいわゆる危険因子がすぐに思い浮かぶだろう．一方で，「健康の社会的決定要因」には，少々とっつきにくい印象をもつかもしれない．平たく言えば，「（危険因子などの）原因の，そのさらに上流にある（根源的）原因」をイメージしてもらうと良い．

ここで重要なことは二つある．一つ目は，健康行動など個人レベルの原因は，ランダムに分布するのではなく，社会階層などによって集積する．例えば，学歴によって喫煙率が異なることはデータを見るまでもなく日常診療でも実感しうることであろう．二つ目は個人の健康行動を変えるよう指導すること（例えば禁煙）は確立されたアプローチではあるが，効果は限定的である．より具体的には，健康診断によってハイリスク者を早期発見早期治療に結びつけようとする二次予防，健康教育など疾病そのものの発症予防を意図する一次予防のエビデンスは希薄である[1,2]．つまり，上流にある「社会的決定要因」への対策抜きに個人の治療のみにあたることは，いわば「もぐら叩き」状態に陥ってしまう．

なお，本稿ではストレス，労働，失業に関する概要を簡単にまとめることに主眼をおき，各項目に関する詳細な引用文献は省略した．したがって，必要に応じて Social Determinants of Health[3] の各章（2章ストレス，5章失業，6章労働）を参照して欲しい．

■ ストレス

かつてはストレスと健康との関係は個人のものとして捉えられがちであった．ある人にとってストレスとなる状況でも，別の人にとっては良い刺激になるということもありえるからである．しかし，ここでの見方はそうではない．つまり，社会階層などによって，一定程度「規定される」と考えるのである．

ストレスを考えるとき，まず重要なことは，どうやってこの「概念」を測定できるように定義するかである．議論を差し挟む余地が少ないのは，ヒトのみならず哺乳類にも共通する「生命の危機」に対する生理学的反応であろう．これは，「闘争または逃走（fight or flight）」反応と言われるように，自律神経とホルモンの作用により，私たちの身体は事態に備えるべく，心拍数や血圧が上昇する．こうした短期のストレス反応は，心理的にもポジティブなものになりうる．

現代の生活では，もはやこうした肉体的危機にさらされることはめったにない．しかし，慢性的に精神的ストレッサーにさらされれば，心血管系や免疫系には影響を与える．長期では，感染症，糖尿病，心血管疾患等に罹患しやすくなる．そしてこうした反応を蓄積しやすい環境が「社会階層」等によって一定程度は決まってしまう．それゆえ，ストレスによる個人の体調変化に対する薬物治療だけではなく，社会環境の中におけるストレスの根本要因を減らすことに着目する必要があることが分かる．

なお，さらっと流したが，「ストレス」と言ったときに，ストレスの要因であるストレッサーとストレス反応とは，しっかり区別したい．

■ 労働

なぜ労働の場においても社会的決定要因への視点が必要なのだろうか．イギリスの公務員という社会全体の階層の中では比較的一様（かつ中間層よりは高位）とも思える集団の中でも上位職と下位職の間には約4倍の心疾患死亡の格差がある．さらに，喫煙，運動，肥満などの健康関連行動では，この差のうちの約40％しか説明できない[4]．したがって従来型の個人を対象とした医療アプローチだけでは対処は十分ではなく，職位という決定要因にも目を向けることが重要となる．

ここでは労働全般というより，職業性ストレスについてまとめる．先に説明した「測定できるよう定義する」ことが，いっそう重要になってくる．つまり，労働者が「ストレス」と表現するものを，なんでもかんでも含めた意味でのストレスの議論が可能になるわけではなく，あくまでも特定の「理論モデル」にもとづいて議論しなければならないことに注意する必要がある．もっともよく用いられているモデルとしては，Karasek が開発した仕事の要求度―コントロールモデル（Job Demand-Control Model）と Siegrist が開発した努力・報酬不均衡モデル

（Effort-Reward Imbalance Model）がある．

前者では，仕事の要求度が高く，コントロール（あるいは裁量度）が低い組み合わせにおいてストレスが高く（job strainと呼ぶ），疾病リスクが高まると仮定している．面白いのは，医師など専門職については，要求度は高くても，自由度が高いことにより，かならずしも高ストレスにはならない点がモデルに組み込まれている点であろう．後者は，もっと直感的にわかりやすく，社会における営みを考えても，労力と報酬のバランスが悪ければ，生き続けていくことも難しい．労働の場においては，大きな努力が十分な報酬に結びつかない場合に，ストレスが増加し，疾病リスクが上昇すると考える．

なお，近年ではこれらの職業性ストレスの健康影響としてうつ症状などを対象としたレビューも出版されている．しかし，これまでの研究の多くは冠動脈疾患をアウトカムとしたものである点にも留意したい．

また，Kivimäkiらによる職業性ストレスと冠動脈疾患に関するレビュー[5]では，まず未出版論文をメタ分析に含めることで，高ストレス（job strain）の健康影響はハザード比1.23（95％信頼区間：1.10-1.37）に減弱する．またいわゆる人口寄与危険度から判断すれば，職場における介入効果としては，禁煙（36％），肥満（20％），運動不足（12％）等に劣り，3.4％に過ぎないことをprimary-care practitionerへのメッセージとして言及している点は付け加えておきたい（もちろん，これに対する論争もある）．

■ 失業

政策決定のためには，失業と健康の因果関係を丁寧に考えることは必須であるが，総合診療医が個別の患者に対応する際にも有用な視点となりうるかもしれない．

まず，横断研究で失業者に疾病が多いと分かったとしても，少なくとも以下の2点に注意する必要がある．逆因果と交絡である．逆因果とは，つまり疾病を持つものは職を失いやすく，再就職も困難だということである．冷静に考えてみれば当たり前のことであるが，目の前の患者への対応にフォーカスしすぎてしまう（情が入る）と意外に忘れやすい点かもしれない．次に，交絡とは，要するに失業と疾病罹患の共通原因が他にある，ということである．たとえば，低学歴であることは明確な疾病リスクであり，同時に雇用も維持されにくい要因となることは容易に理解できよう．

さらに失業と健康をつなぐメカニズムを考えることは対策を考えるうえでも役に立つ．いくつも考えられるだろうが，ここでは経済的困窮，不利なライフイベント，健康行動の悪化，について検討してみる．長期失業者のうち，直近1年間で借金せざるをえなかった者については，身体的・精神的健康が悪化していたというデータもあり，このメカニズムはあるものと想定できる．ただし，経済的困窮に対しては，必要十分な社会保障（失業手当の給付）を行えば，解決しうる問題であるが，総合診療医の手には余る対策となろう．

ライフイベントに関しては，イタリアの労働者における研究で，失業者に対して賃金相当分の保障を行っても，なお身体的・精神的疾病が多いとの報告がある．このことからは，確かに経済的保障は重要ではあるが，心理社会的メカニズムも別にあり，その一つが不利なライフイベントであると捉えることができる．これに対する対策としては，ソーシャルサポートなどが有用であり，総合診療医の出番もありそうである．

不健康行動は，多くの研究で短期的には失業者に多いことが確認されているが，そのままメカニズムと捉えてよいかどうかにはちょっと注意が必要である．中長期でみると，家を失ったり，離婚したりといった不利なライフイベントの要因となり，結果的に先に説明したメカニズムを介して健康に悪影響を与える可能性も念頭におく必要がある．つまり，単純に不健康行動が長く続くことだけで，疾病が発症するとは考えない方が良さそうである．であるとするならば，総合診療医としての患者へのアドバイスもおのずと変わってこよう．

なお，これらの健康影響は失業問題を意識した時から起こる，また仕事はあってもその質も問題となる．その意味からは，わが国では失業率が低いからといって安心はしていられない．いわゆる雇用の不安定（job insecurity）も念頭におく必要がある．

■ 総合診療医への提言

「社会的決定要因」に関する研究は，挑戦的で興味深いものであるが，反面で治験などの臨床研究と比較して複雑であることは否定しがたい．また，臨床とは異なり，特に「労働」に関する問題では，単純な医師・患者関係に留まらず，関係者も多く，医師の一言がさまざまな影響を与えうる．それゆえ，まずエビデンスをしっかり読み解く力をつけることが重要であることは言うまでもない．

くわえて所与の労働条件など本来，医療が踏み込むべきではない領域に気づかないままに立ち入ってしまわないようにすることにも留意したい．例えば，ストレスチェック制度は，個人と集団への対策の区別も曖昧なままに制度がスタートしてしまった．確かに，同じ業務に従事する多数の労働者に共通する過度のストレッサーは，まさに対処すべき「社会的決定要因」と言えよう．一方で一労働者が本来遂行すべき業務の範囲までストレスと感じることは別問題である．そのため，労働者から「高ストレスだから異動」を求められても，まずは落ち着いて本議論を思い出していただきたい．もちろん，職場の側も，なんでも医師に尋ねるという依存的な態度を改める必要があろう．

参考文献

1) South-East London Screening Study Group. A controlled trial of multiphasic screening in middle-age: results of the South-East London Screening Study. 1977. Int J Epidemiol. 2001; 30(5):935-40.
2) Pennant M, et.al. Community programs for the prevention of cardiovascular disease: a systematic review. Am J Epidemiol. 2010;172(5):501-516.
3) Social determinants of health. Marmot M & Wilkinson RG eds. Oxford University Press, 2006.
4) Rose G, Marmot M. Social class and coronary heart disease. Br Heart J. 1981; 45(1):13-19.
5) Kivimaki M, et.al. Job strain as a risk factor for coronary heart disease: a collaborative meta-analyasis of individual participant data. Lancet. 2012;380(9852):1491-1497.

幼少期
Early life

藤原 武男（医学博士, 公衆衛生学修士） Takeo Fujiwara, MD, PhD, MPH
東京医科歯科大学　大学院医歯学総合研究科　国際健康推進医学分野
Department of Global Health Promotion, Tokyo Medical and Dental University (TMDU)
〔〒113-8519　東京都文京区湯島1-5-45〕
E-Mail：fujiwara.hlth@tmd.ac.jp

Recommendation ……………………………………………… 提 言

- 妊娠期や幼少期に貧困であることがわかった場合，重点的に家庭訪問などの支援により低栄養状態を防ぐなどの政策が有効だろう．
- 臨床医は妊婦や子どもの経済状況についても家族歴の重要性と同様に把握する必要があると考えられる．
- 妊婦や小児の臨床現場における社会的ニーズのスクリーニングについて，その実行可能性など研究が必要である．

要旨

　幼少期はその後の人生における健康状態を決めることがわかってきた．例えば，Barkerの成人病胎児期発症説（Developmental Origins of Health and Disease, DOHaD仮説）にみられるように，胎児期における低栄養状態は，臓器や組織などの身体システムの構造および機能を"プログラミング"することによって成人疾病リスクに対し長期的影響を持つと考えられている．妊娠期，幼少期に貧困状態であった場合，低栄養となるリスクが高まることから，成人期においても不健康となり貧困状態になるという負の連鎖が続く可能性があるだろう．子ども期の社会環境がどのように成人期の健康に影響するか，というモデルについては，「潜在効果モデル」「媒介モデル」「リスク蓄積モデル」が提唱されている．どのモデルにおいても効果的な介入の仕方についての示唆を与えてくれると考えられる．

Abstract

It is well known that early childhood is critical to determine the health of later life. For example, Barker's hypothesis, or Developmental Origins of Health and Disease hypothesis, suggests that poor nutrition during pregnancy may change genetic expression to adapt to the poor nutritional situation, which will last for into later life. This change of genetic expression can then cause the development of adult diseases due to a mismatch of the predicted and the actual situation. Childhood poverty may induce poor nutrition, which leads to poor health in adulthood, and thus there is a risk of a vicious cycle of poverty in later life. The life-course model suggests three pathways in terms of childhood and adulthood health and socioeconomic status (SES), that is, latent effect (critical/sensitive period) model, pathway model, or risk accumulation model. These models suggest possible points of intervention to break vicious cycle of poverty.

Keywords：　ライフコース，子ども，臨界期，感受期，バーカー仮説

■ はじめに：なぜ幼少期が重要か

幼少期はその後の人生における健康状態を決める重要な時期であることがわかってきた．日本でも社会経済的地位（socioeconomic status, SES）が低い家庭で育った子どもは虫歯[1]，湿疹[2]，発達障害[3]，ワクチン未接種[4]等のリスクが高いこと，そしてその影響は長期に残り，高齢期における手段的ADL[5]，うつ[6]，残存指数[7]にまで影響することが分かっている．その考え方をライフコースアプローチという．ライフコースアプローチの概要はすでに日本語による総説[8]があるので詳細は譲るが，Kuhらによって「胎児期，幼少期，思春期，青年期およびその後の成人期における物理的・社会的曝露による成人疾病リスクへの長期的影響に関する学問」と定義されている[9]．

例えば，胎児期に社会経済的地位の低い家庭に曝露されていた場合に，成人時における心臓病を発症する確率が高まるという研究があったとする．ライフコースアプローチはさらに一歩突っ込んで，胎児期の社会経済的地位の低い家庭に曝露される要因は何か，そして胎児期の社会的要因が児の遺伝子発現や出生体重にどのような影響をもたらすのか，そしてその遺伝子の発現および胎児期から引き続いている社会的環境はどのように相互作用し，疾病のリスクとなっているのか，といった具合に胎児期から（より厳密には生まれる前の親の物理的・社会的環境から）の"ライフコース"を通じて疾病発症のメカニズムを解明しようとするものである．

■ バーカー仮説（成人病胎児期発症説）

この考え方の基になっている理論はBarkerの成人病胎児期発症説（Developmental Origins of Health and Disease, DOHaD仮説）である[10],[11]．

この仮説は，子宮内での成長および発達の臨界期（Critical Period）における低栄養状態は，臓器や組織などの身体システムの構造および機能を"プログラミング"することによって成人疾病リスクに対し長期的影響を持つ，というものである．例えば，子宮内胎児発育遅延等で出生体重が低く生まれた児は，成人時に中心性肥満や2型糖尿病となることが報告されている[12]-[18]．そのメカニズムとして，子宮内で少ない栄養素で生き延びることができるようにプログラミング（つまり，倹約遺伝子型[18]の発現）がなされ，出生後も引き続き予想される低栄養状態に備える（予測適応反応[19]）が，実際には出生後は子宮内時での予測以上に栄養摂取可能な環境であった場合，すでにプログラムされた倹約遺伝子型の発現が現在の環境に適応することが出来ないため，中心性肥満や2型糖尿病を発症しやすくなるのではないかと考えられている[20]．つまり，成人疾病胎児起源説は，成人疾病の原因を特定の遺伝子に求めるのではなく，遺伝子型の発現が決まる胎児期（臨界期）においてどのような環境に曝露されていたかによってどのような遺伝子が発現するかが変化する，というものである．

そして，臨界期ほど決定的ではなく，幼少期など特定の時期においてより強く作用する場合もあると考えられる．それが感受期（Sensitive Period）である．疾病ではないが，幼少期における語学の早い習得が最も分かりやすい例であろう．疾病を例にすれば，幼少期に虐待をうけた児はそうでない児より反社会的な行動や精神症状を示しやすい[21]が，それは決定的ではなく，その後の治療で変化しうるものである[22],[23]．

社会経済的に厳しい妊娠期，幼少期であった場合，低栄養となるリスクが高まることから，生まれた子どもの成人病リスクが高まり，それにより子どもも貧困層にいたるという負の連鎖が続く可能性があることを念頭に置く必要があるだろう．

■ ライフコースのモデルとエビデンス

ライフコースのモデルは様々あるが，より簡略化したモデルとして以下のモデルを提唱したい（詳細は『社会疫学＜上／下＞』「監訳者による解説」参照）．Box 1にあるように，子ども期および成人期の環境と健康との関連をつないだときに，子ども期の環境が臨界期・感受期において直接，成人期の不健康に影響するのが「潜在効果モデル」である．これは子ども期の不健康を媒介することも，成人期の環境を媒介することもないの

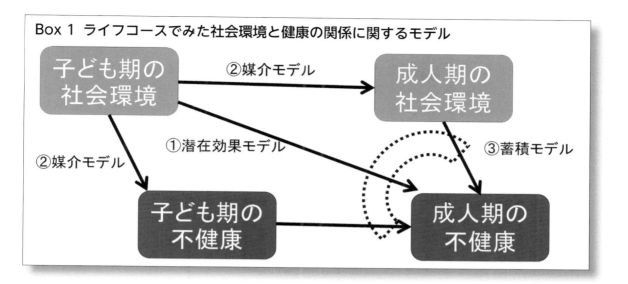

Box 1 ライフコースでみた社会環境と健康の関係に関するモデル

で潜在的に影響するメカニズムといえる．次の「媒介モデル」は，子ども期の環境が子ども期の不健康や成人期の環境を介して成人期の不健康に影響すると考えるモデルである．最後に子ども期の環境と成人期の環境のそれぞれの負の影響が蓄積して成人期の不健康に影響する，という「蓄積効果モデル」である．また，煩雑になるのでここには載せていないが，子ども期の社会環境と成人期の社会環境の"移動"がどのような健康影響をもたらすか，という研究もいくつかある．

これらはどれが正解というわけではなく，成人期の疾患がライフコースでみたときにどのような環境影響によって発症にいたるのか，について考えるヒントを与えてくれるものである．

では，具体的なライフコースアプローチの知見を見てみたい．例えば，社会経済的地位と自閉症スペクトラム障害の関連がある[24]．千葉市において1歳半でM-CHATにより自閉症スペクトラム障害のスクリーニングを行い，同時に母親の学歴，父親の学歴，年収を質問紙で調査した．その結果，母親の学歴が高卒以下であった場合に子どもが自閉症スペクトラム障害疑いであるリスクが大卒に比べて1.5倍であった．これは，母親の自閉傾向を調整していないので遺伝性を否定できないが，自閉症スペクトラム障害の発症の手がかり

を与えてくれるものだろう．つまり，化学物質への曝露の機会が多い，栄養状況が悪い，ロールモデルがない，関わり方がうまくない，などである．

しかし，同じ調査で地域とのつながりであるソーシャルキャピタルも調べており，その予防効果が明らかになっている[25]．つまり，両親の学歴や年収によらずに，ソーシャルキャピタルが高い場合に，有意に子どもの自閉症スペクトラム障害疑いであるリスクを下げていた．これらの知見から，子どもの社会性やコミュニケーション能力は乳幼児期から地域の影響があると考えられる．

■ おわりに

幼少期の重要性を理解した臨床医は何をすべきだろうか．まず，子どもの貧困による子どもへの健康影響を防ぐべきだろう．例えば，妊娠期や幼少期に貧困であることがわかった場合，重点的に家庭訪問などの支援により低栄養状態を防ぐなどの政策が有効かもしれない．そのために臨床医は妊婦や子どもの経済状況についても家族歴の重要性と同様に把握する必要があるかもしれない．研究段階であるが，米国では臨床現場において衣食住や保険，雇用状況など社会的ニーズをスクリーニングし，対面で必要なサービスにつなげることで子どもの健康を守ることができることが示されている[26]．どのように社会的ニーズをスクリー

ニングするか，その手法については困難が予想され議論があるところと思われるが，子どもを診察する時に，疾患だけではなくその奥になにがあるのか，を"診察"するスキルが今後の臨床医には求められるかもしれない．

引用文献

1) Tanaka K, Miyake Y, Sasaki S, Hirota Y. Socioeconomic status and risk of dental caries in Japanese preschool children: the Osaka Maternal and child health study. J Public Health Dent. 2013;73(3):217-223.
2) Sasaki M, Yoshida K, Adachi Y, et al. Environmental factors associated with childhood eczema: Findings from a national web-based survey. Allergology international : official journal of the Japanese Society of Allergology. 2016;65(4):420-424.
3) Fujiwara T. Socioeconomic status and the risk of suspected autism spectrum disorders among 18-month-old toddlers in Japan: a population-based study. J Autism Dev Disord. 2014;44(6):1323-1331.
4) Nagaoka K, Fujiwara T. Impact of Subsidies and Socioeconomic Status on Varicella Vaccination in Greater Tokyo, Japan. Frontiers in pediatrics. 2016;4:19.
5) Fujiwara T, Kondo K, Shirai K, Suzuki K, Kawachi I. Associations of childhood socioeconomic status and adulthood height with functional limitations among Japanese older people: results from the JAGES 2010 Project. J Gerontol A Biol Sci Med Sci. 2014;69(7):852-859.
6) Tani Y, Fujiwara T, Kondo N, Noma H, Sasaki Y, Kondo K. Childhood Socioeconomic Status and Onset of Depression among Japanese Older Adults: The JAGES Prospective Cohort Study. Am J Geriatr Psychiatry. 2016;24(9):717-726.
7) Matsuyama Y, Fujiwara T, Aida J, et al. Experience of childhood abuse and later number of remaining teeth in older Japanese: a life-course study from Japan Gerontological Evaluation Study project. Community Dent Oral Epidemiol. 2016;44(6):531-539.
8) 藤原　武男．ライフコースアプローチによる胎児期・幼少期からの成人疾病の予防．保健医療科学．2007;56(2):90‐98.
9) Kuh D, Ben-Shlomo Y. A Life Course Approach to Chronic Disease Epidemiology; Tracing the Origins of ill-health from Early to Adult Life. London: Oxford University Press; 1997.
10) Barker DJ, Osmond C. Infant mortality, childhood nutrition, and ischaemic heart disease in England and Wales. Lancet. 1986;1(8489):1077-1081.
11) Barker DJP. Mothers, babies and health in later life. Edinburgh: Churchill Livingstone; 1998.
12) Gillman MW. Lifecourse Approach to Obesity. In: Kuh D B-SY, ed. A Life Course Approach to Chronic Disease Epidemiology. 2nd ed. London: Oxford University Press; 2004:p196-197.
13) Law CM, Barker DJ, Osmond C, Fall CH, Simmonds SJ. Early growth and abdominal fatness in adult life. J Epidemiol Community Health. 1992;46(3):184-186.
14) Valdez R, Athens MA, Thompson GH, Bradshaw BS, Stern MP. Birthweight and adult health outcomes in a biethnic population in the USA. Diabetologia. 1994;37(6):624-631.
15) Kuh D, Hardy R, Chaturvedi N, Wadsworth ME. Birth weight, childhood growth and abdominal obesity in adult life. Int J Obes Relat Metab Disord. 2002;26(1):40-47.
16) Barker DJ, Hales CN, Fall CH, Osmond C, Phipps K, Clark PM. Type 2 (non-insulin-dependent) diabetes mellitus, hypertension and hyperlipidaemia (syndrome X): relation to reduced fetal growth. Diabetologia. 1993;36(1):62-67.
17) McCance DR, Pettitt DJ, Hanson RL, Jacobsson LT, Knowler WC, Bennett PH. Birth weight and non-insulin dependent diabetes: thrifty genotype, thrifty phenotype, or surviving small baby genotype? BMJ. 1994;308(6934):942-945.
18) Phillips DI. Birth weight and the future development of diabetes. A review of the evidence. Diabetes Care. 1998;21 Suppl 2:B150-155.
19) Gluckman PD, Hanson MA. The developmental origins of the metabolic syndrome. Trends Endocrinol Metab. 2004;15(4):183-187.
20) Peter Gluckman MH. Obesity, diabetes, and other diseases. In: Peter Gluckman MH, ed. The Fatal Matrix Evolution, Development, and Disease. Cambridge: Cambridge University Press; 2005:p107.
21) Kaplan SJ, Pelcovitz D, Salzinger S, et al. Adolescent physical abuse: risk for adolescent psychiatric disorders. Am J Psychiatry. 1998;155(7):954-959.
22) Stein DJ, van der Kolk BA, Austin C, Fayyad R, Clary C. Efficacy of sertraline in posttraumatic stress disorder secondary to interpersonal trauma or childhood abuse. Ann Clin Psychiatry. 2006;18(4):243-249.
23) Deblinger E, Mannarino AP, Cohen JA, Steer RA. A follow-up study of a multisite, randomized, controlled trial for children with sexual abuse-related PTSD symptoms. J Am Acad Child Adolesc Psychiatry. 2006;45(12):1474-1484.
24) Fujiwara T. Socioeconomic status and the risk of suspected autism spectrum disorders among 18-month-old toddlers in Japan: a population-based study. J Autism Dev Disord. 2014;44(6):1323-1331.
25) Fujiwara T, Kawachi I. Are maternal social networks and perceptions of trust associated with suspected autism spectrum disorder in offspring? A population-based study in Japan. PLoS One. 2014;9(7):e101359.
26) Gottlieb LM, Hessler D, Long D, et al. Effects of Social Needs Screening and In-Person Service Navigation on Child Health: A Randomized Clinical Trial. JAMA pediatrics. 2016;170(11):e162521.

社会的支援・ソーシャルキャピタルと総合診療
Social support, social capital and primary care physician

長嶺 由衣子 Yuiko Nagamine, MD MSc, 近藤 克則 Katsunori Kondo, MD, PhD
千葉大学予防医学センター社会予防医学研究部門
Social support, social capital and primary care physician

〔〒 260-8670　千葉市中央区亥鼻1-8-1（医学部本館）〕
E-Mail：yuiko.mail@gmail.com

Recommendation ………………………………………… 提 言

- 総合診療医は，プライマリケアの「近接性」，「継続性」の中で構築される患者や家族，地域との間の深い関係性を得る．それを活かし，個人に対する社会的支援のつなぎ役や，地域の中でセーフティネットとして機能するソーシャルキャピタル構築などに関わることが期待される．

要旨

社会的支援とは，社会関係の機能的側面をさし，ソーシャルキャピタルとは資源的側面をさす．社会的支援には，家族，友人・知人などのインフォーマルな支援と制度化されたフォーマルな支援がある．ソーシャルキャピタルの構成要素には，「つきあい・交流」「信頼」「社会参加」などが含まれている．両者とも個人とコミュニティの両方のレベルで，健康に好ましい影響があるが，一部で負の影響があることも示されてきた．総合診療医は，医療者であることから，患者との間に「知人友人以上，家族未満」の関係性が構築されることがある．この関係性を活かし，社会関係の光と影を認識しながら，個人に対する社会的支援ができる．また地域のセーフティネットとして機能するソーシャルキャピタル構築・育成，担当地域の健康課題と資源の評価者として活動することが期待される．

Abstract

Social support is defined as the functional aspect of a social relationship, whereas social capital is defined as resources which can be used by a member of the community. Social support usually consists of private support provided by a spouse, family members, friends and neighbors and public support provided by, for example, governments or rural organizations. Public support is usually needed when a person cannot receive private supports. Social capital is composed of, for instance, "relationships between individuals in the community", "trust between community members" and "social participation". Both social support and social capital have been proven to have both positive and adverse effects on health at the same time. Since the relationship between primary care physicians and their patients is characterized by 'proximity' and 'continuity', primary care physicians often deal with very personal information from patients or their families. The relationship seems to be half way between that of private relationships and public relationships regarding social support. Thus, primary care physicians are expected to bridge private and public stakeholders in the community and to be the key person to establish or fix social capital, which can be a safety-net of the community. Finally, since primary care physicians are aware of possible health outcomes such as mortality and morbidity of members in the community or facility, they are also expected to assess the impact of social support and social capital on health at the grassroots level.

Keywords：社会的支援，ソーシャルキャピタル，社会関係の光と影，インフォーマルな支援，フォーマルな支援

社会的支援やソーシャルキャピタルが豊かであることが健康に良い効果を与えるというエビデンスが確立しつつある．小論では，これらの総合診療における応用を考える．

I 現状：社会的支援・ソーシャルキャピタルの概要と現在わかっていること

初めに，社会的支援，ソーシャルキャピタルなどの定義を確認する．社会的支援は，ソーシャルサポートとも呼ばれ，社会学や疫学，心理学，保健医療など幅広い分野で関心を持たれて来た．しばしば社会的支援と社会的ネットワーク，それに加えソーシャルキャピタルは，同じ意味で使われていることもある．一方，学術的には以下のような区別や分類がなされている．社会的支援は，社会関係の機能的側面をさし，社会的ネットワークは構造的側面をさし，ソーシャルキャピタルは人々のつながりから得られる資源的側面をさす[1]．

ソーシャルキャピタルは，個人に付属するものとして評価されることもあるが，物的資本や人的資本と並んでそのコミュニティが持つ資本として捉えられることもある．例えば，平成19年度版国民生活白書[2]では，ソーシャルキャピタルの基本的な構成要素として，「つきあい・交流」「信頼」「社会参加」を用いて量的に評価し，コミュニティ間で結束力を比較評価している．こうした「コミュニティの力」としてのソーシャルキャピタルが豊かな地域に住んでいる人は健康な人が多いことが横断研究で報告されてきた．現在は，事前事後の縦断的な評価で，持続可能なコミュニティの構築や地域発展に寄与しているかなども評価されている．

社会的支援は，個人が幼児期，青年期，老年期を通して蓄積されるものであり，その関係とそれによる効果はライフコースに渡るとされている．今までの多くの調査で，社会的支援が個人の社会化や発展，一般的な幸福感の増強や直面する人生の課題に対処する際にポジティブなものとして働くことが示されている[3,4]．AutonucciやJacksonらが提示したように，サポートを繰り返し受けることは，時間の経過とともに，自分自身に価値があること，他者に大切にされていることの認識につながり，個人が人生の課題や危機を乗り越えるためのストレス対処能力，自己効力感の醸成につながるとされる[5,6]．病気などの不健康な状態も人生の危機の一つと捉えれば，乗り越えるために必要なものの一つと認識できる．

■ 社会的支援の主体

社会的支援には通常3つの主体がある．1つは配偶者や子供たちなど家族からのサポートであり，家族からのサポートが受けられなかった際に，2つめの主体である友人や近隣の知人のサポートに頼ることになる．これらのインフォーマルなサポートを受けることができない場合，3つめの主体であるフォーマルなサービス提供者（政府や地方自治体，サービス事業者）からのサポートを受ける．総合診療医は，その近接性や継続性から，近隣の人々や友人といったインフォーマルなサポート主体とフォーマルなサポート主体の間または両方を含む4つ目の主体として捉えられるだろう．

■ 社会的支援・ソーシャルキャピタルの光と影

先述した通り，社会的支援やソーシャルキャピタルによる，健康への好ましい効果について多く理論的説明と実証が重ねられてきたが，他方で負の効果もあることが認識されてきた．例えば，社会的役割を持っていることは，社会的支援をしたりされたりすることが少ない地域では，多い地域と比較してうつの割合が1.7倍多い[7]などの健康への正の影響が指摘される一方で，その負担が過ぎればストレスをもたらす．1985年の時点ですでに，より多くの社会的接触を持つことは，"より潜在的な資源を提供するだけでなく，同時にさらなる要求をし，個人間の衝突の確率を増加させるかもしれない"[8]と指摘されている．例えば介護の現場などでは，家族や配偶者からのサポートであっても，その質が高くても低くても，サポートを受ける側の期待にマッチしていない場合，サポートを受ける側のストレスになり，さらにはサポートをする側のストレスになることもある．介護に対する家族への過剰な社会的要求も介護す

る側の負担を強める結果になることがあり，ネガティブサポートと表現されることがある．

ソーシャルキャピタルも同様に正負両方の側面を持つことが指摘されている．良い結果としては，例えばフィンランドの30歳から99歳の6,703名を対象にした研究では「社会参加」をすることで死亡率を5～6%ポイント抑制したり，特に女性において「個人間の信頼感」が31%ポイント全死因死亡を下げ，7%ポイント心血管疾患を下げたりする効果が指摘されている[9]．他方，人種や社会階級，出身地などに基づく結合型ソーシャルキャピタルと呼ばれるような関係性には時として負の側面があることも指摘されている[10]．そのメカニズムとしてPortesは，1）凝集性が高いあまりにサポートをすることに対する過度の要求がある，2）多様性に寛大でないことに加え，個人の自由を制限しかねないほど規範に従うことが期待される，3）集団内の結束のために集団外の人を排除し時には虐げる，4）過剰に緊密な集団内では，個人の社会的な出世の見込みを妨げてでもメンバーを平均化する規範がある，などがあることを挙げている[11]．

こうした社会的支援やソーシャルキャピタルが持つ光と影は，家族や友人として，また公的なサポーターとして，現場で様々な形で支援に取り組んでいると，時に経験しているであろう．

II 総合診療医への提言：総合診療医ができること・すべきこと[12]

それでは，総合診療医が，社会的支援やソーシャルキャピタルを活用して，個人の，または担当している地域の健康レベルを上げるためにできることは何であろうか．医師の中でもプライマリケア医やかかりつけ医は，医療者だからこそ得られる個人の情報や関係性を通じて，「知人友人以上，家族未満」となることがまれでない．時には家族の知らない情報を得ることもある．プライマリケア医の特徴の中の，特に「近接性」と「継続性」に加え，病気を持つ本人にとっての「非日常」を扱う医療という専門性が，第4の社会的支援の主体としての役割を付与することがある．第3者の

社会的支援やソーシャルキャピタルの活用を必要とする多くの複雑困難症例において，「知人友人以上，家族未満」の関係性が活きる場面はしばしばある．

こうした立ち位置だからこそできる3つの役割がある．それは，1）社会的支援の調整者，2）地域のソーシャルキャピタルの構築・改善の要，3）地域や患者の健康の評価者，という3つの役割である．

■ 1) 社会的支援の調整者として

最低限やるべき医学的処置やケアは当然として，プライマリケアに関わる総合診療医だからこそ集まってくる地域資源の情報収集や掘り起こし，つなぎ役としての役割がある．高齢者で介護が必要であれば，主治医意見書を記載し，先述した社会的支援やソーシャルキャピタルの負の側面を考慮して，配偶者や家族の過剰な介護負担を軽減するために必要な支援に繋ぐ．また，家族などの情報を拾い上げるために訪問看護や保健師などと協力し情報を交換・共有する．ピア（仲間）サポートとしての患者会や家族会の立ち上げ，診療所や病院をサポートする地域の人からなる組織を構成している医療機関もある．一つ一つの個人のケースをきっかけとして，その社会的支援を行なっていくために構築してきた地域内のネットワークが，次のソーシャルキャピタルの構築・改善につながっていくこともある．

■ 2) 地域のソーシャルキャピタルの構築・改善の要として

特に高齢化が進んだ地域や，家族などのケアが得られない人が多く住む地域では，地域のセーフティネットの構築に，診療所や病院などの医療機関の関わりが重要な役割を果たすことがある．地域のつながりを作る中心が，医療である必要は必ずしもないが，診療所や病院として，地域の人たちとの「つきあい・交流」，「信頼」関係の構築，「社会参加」を行うことで，地域の中で健康問題を抱える人たちへの支援関係をつなぐ要になることができる．因果関係を証明することは難しいものの，日本一の長寿県

である長野県には，病院のスタッフが地域に出て行って予防の重要性を伝える劇を演じたり，病院祭を行なうことで地域の中での関係性の構築に貢献してきた例がある．他の地域でも診療所や病院として地域のマラソン大会に出走したり，地域のイベントに出展するなどしているところもある．こうしたことが長い目で見た地域のセーフティネットの構築につながっている可能性がある．

■ 3）地域や患者の健康の評価者としての役割

各施設や各地域の医療アウトカムとしての健康評価のほとんどは，医療機関単位で行われている．一方，イギリス等ではすでにプライマリケアに関わる診療所や医療機関の統一したデータベース化が行われ，地域レベルでの健康状態の把握が血液検査データなども使って行われている[13]．日本でも電子カルテの導入・普及が進み，患者の主訴や医療の質に関わる指標などを施設レベルで集計することが容易になってきている．一方，地域レベルでの評価は，健診データを除き，まだ日本では行われていない．先行研究では，住んでいる地域の所得格差により主観的健康感が悪い危険性が最大1.9倍あるが，ソーシャルキャピタルが豊かな地域ではそれが16％緩和されることなどが日本の高齢者のデータを用いて明らかにされている[14]．しかし，血液検査等のバイオマーカーとソーシャルキャピタルとの関連の研究は，まだ蓄積途上である．診療情報を活かし，上述したような社会的支援やソーシャルキャピタルが人々の健康にどのように影響しているのかを評価することも大切な役割と考えられる．その評価結果を地域の人たちと共有することで，次の活動の構築や改善に繋げていくことが期待できるからである．

■ おわりに

第2節で述べた総合診療医の役割は，必ずしも医師だけが担うべきものではない．保健師や行政，地域連携室やソーシャルワーカーなど他にその役割を果たしうる専門職がいる．その場合にも，医師が3つの役割の重要性を理解していれば，内容や場面に応じて，役割を担うことが求められるだろう．社会的支援やソーシャルキャピタルという言葉を使っていなくても，実際には総合診療医が普段から関わり，していることである．その光と影を理解した上で，社会的支援を必要としている個人やソーシャルキャピタルの構築を必要としている地域に対し，総合診療医が関わることは，多くの患者や地域の健康にとって有用なものである．

参考文献

1). 杉澤秀博，近藤尚己．第11章 社会関係と健康．社会と健康―健康格差解消に向けた統合科学的アプローチ．東京：東京大学出版；2015．
2). 厚生労働省．平成19年度版 国民生活白書―つながりが築く豊かな国民生活．東京，2008．
3). Graven LJ, Grant J. The impact of social support on depressive symptoms in individuals with heart failure: update and review. The Journal of cardiovascular nursing 2013; 28(5): 429-43.
4). Kolarcik P, Geckova AM, Reijneveld SA, Van Dijk JP. The mediating effect of discrimination, social support and hopelessness on self-rated health of Roma adolescents in Slovakia. Int J Equity Health 2015; 14: 137.
5). Antonucci TC, Jackson JS. Social support, interpersonal efficacy, and health: a life course perspective. . In: Carstensen LL, Edelstein BA, eds. Handbook of clinical gerontology. New York: Pergamon; 1987: 291 — 311.
6). 近藤克則．「健康格差社会」を生き抜く：朝日新聞出版；2010．
7). Sasaki Y, Miyaguni Y, Tani Y, et al. The geriatric depression scale (GDS-15) and interpersonal relationship with surroundings among older adults at the community level in Japan –Japan Gerontological Evaluation Study (JAGES)-. the Society of Epidemiologic Research 48th Annual Meeting. Denver, USA; 2015.
8). Cohen S, Syme SL. Issues in the study and application of social support. In: Cohen S, Syme SL, eds. Social support and health. New York: Academic Press; 1985: 3-22.
9). Hyyppa MT, Maki J, Impivaara O, Aromaa A. Individual-level measures of social capital as predictors of all-cause and cardiovascular mortality: a population-based prospective study of men and women in Finland. European journal of epidemiology 2007; 22(9): 589-97.
10). イチロー カワチ，ダニエル キース，スブラマニアン SV．ソーシャル・キャピタルと健康：日本評論社；2008．
11). Portes A. Social Capital: Its Origins and Applications in Modern Sociology. Annual Review of Sociology 1998; 24: 1-554.
12). 近藤克則．健康格差社会への処方箋：医学書院；2017．
13). Herrett E, Gallagher AM, Bhaskaran K, et al. Data Resource Profile: Clinical Practice Research Datalink (CPRD). Int J Epidemiol 2015; 44(3): 827-36.
14). Aida J, Kondo K, Kondo N, Watt RG, Sheiham A, Tsakos G. Income inequality, social capital and self-rated health and dental status in older Japanese. Soc Sci Med 2011; 73(10): 1561-8.

薬物依存（タバコ・アルコール・違法薬物）への理解と社会的政策としてのナッジ

How can we nudge the social environment to prevent addiction (tobacco, alcohol and drug)?

田淵 貴大（医師，医学博士），Takahiro Tabuchi, MD, PhD
大阪国際がんセンター・がん対策センター・疫学統計部　副部長
Cancer Control Center, Osaka International Cancer Institute
〔〒541-8567　大阪市中央区大手前3-1-69〕
E-Mail：tabuchitak@gmail.com
Facebook: https://www.facebook.com/takahiro.tabuchi.92

Recommendation　　　提言

- 薬物依存の病気としての側面について正しく認識し，治療・支援する体制整備を進めていかなければならない．
- 薬物依存は，社会的・経済的に不利な状況・環境にあったことの結果かもしれない．薬物依存となってしまう背景に目を向け，公衆衛生・社会疫学の専門家とも協働して，社会環境を良く（ナッジ）していく努力が求められている．

要旨

　薬物依存症とは，「自分の意志では薬物の使用をコントロールできなくなってしまう障害」である．人は周囲からの助けが得られない「生きづらい」社会環境に置かれたことが一つの大きな誘因となって，タバコやアルコール，覚せい剤などの違法薬物を使うようになり，依存症（ニコチン依存・アルコール依存・薬物依存）となり，健康被害や対人トラブルなど社会経済的問題へとつながっていく．我々は，薬物依存の病気としての側面について正しく認識し，治療・支援する体制整備を進めていかなければならない．社会的政策として，屋内全面禁煙化法は世界的に成功している一方，アメリカでの禁酒法は失敗したという歴史がある．薬物依存を防ぐための社会的政策について議論を深めていく必要があるだろう．薬物依存を軽減・予防するために，公衆衛生・社会疫学の専門家とも協働して，社会環境を改善（ナッジ）していく努力が求められている．

Abstract

Addiction is "a disorder that makes it impossible for people to control the use of drugs at their own will". Harsh socioeconomic environments in which people feel it is "not easy to live" (without social supports from others) may be one reason why addicts turn to substances such as tobacco, alcohol and stimulant drugs. As a result, people become addicted (nicotine dependence, alcohol dependence, and drug dependence), leading to health damage and socioeconomic problems such as interpersonal troubles. We must properly recognize addiction as a disease and develop systems to treat and support addicted patients. As for social policies to protect people from addiction; while smoke-free legislations has been successful worldwide, the alcohol prohibition law in the United States failed in the 1920s. It is therefore necessary to deepen discussions on these social policies to prevent addiction. In order to reduce/prevent addiction, medical professionals need to work together with experts in public health or social epidemiology to improve the socioeconomic environment.

Keywords：タバコ，アルコール，違法薬物，薬物依存（addiction）

1）現状

（1）薬物依存とは？薬物依存の健康・社会へのインパクト

薬物依存症とは，「自分の意志では薬物の使用をコントロールできなくなってしまう障害」である．[1,2] 本稿では，喫煙（ニコチン依存），飲酒（アルコール依存）および違法薬物（危険ドラッグや大麻・覚せい剤など）について扱う．日本において「薬物依存」と言えば，一般に違法薬物による依存症を指すと考える方も多いと想像するが，ニコチン依存やアルコール依存も上記定義に合致しており，違法薬物と比べて非常に多くの依存者が存在しており，合わせて大きな社会的問題となっている．

薬物使用（タバコ・アルコール・違法薬物）の健康影響と社会的インパクトをまとめたのが **Box 1** である．日本人の死亡に寄与している大きさからみるとタバコが1位であり，アルコールが5位である（違法薬物に関してはデータがない）．[3] これらのデータに基づけば，タバコやアルコールを含めた薬物使用による害を最小にすることで多くの命が救われるものと示唆される．

（2）なぜ人は依存症になるのか？薬物依存の実態・社会格差

人は人生における「しんどさ」や社会経済的に不利な状況のために依存症へと導かれるのかもしれない．人を依存症にするのは「快楽」ではなく「コントロールできない苦痛の緩和」ではないかと考えられている．[9] 例えば，怒りを鎮めるためや対人関係に悩んだ場合にアルコールが消費される．また，依存してしまっている自分自身に失望し，それが苦痛となり，薬物依存を繰り返す悪循環に陥る．さらには孤独感もある．依存者は周囲へ助けを求めず，独力で苦痛に対処しようとした結果，薬物依存を強める方向へと進んでいく．この背景には周囲からの助けが得られなかった「生きづらい」環境におけるツラかった経験があるのかもしれない．[10] 欧米での研究で，思春期における自尊心の低さや抑うつの存在

Box 1 薬物使用（タバコ・アルコール・違法薬物）の健康影響と社会的インパクト

影響の区分	アルコール・違法薬物*	タバコ†
即時の直接的影響	心拍数や体温の変化，精神病発症，過剰摂取，死亡をもたらす． アメリカではアルコールもしくは覚せい剤や麻薬など薬物の過剰摂取により交通事故よりも多くの人が死亡している．	タバコがどんな病気の原因になるかどうか多くの研究により実証されてきた．急性影響としてぜんそくや心筋梗塞など虚血性心疾患があげられる．
即時の間接的影響	アルコールや薬物使用のために判断ミスが誘導され，危険運転，無防備な性交渉，注射器の回し打ちへとつながる．アメリカでは，危険運転のための死亡事故が毎年何千件も発生しており，注射器の回し打ちなどのためにHIVや肝炎ウイルス感染が蔓延している．	他の人のタバコの煙を吸わされること（受動喫煙）が原因となって次の病態が起きることが実証されている． ・乳児突然死症候群　・低出生体重児・中耳炎・肺炎・心筋梗塞などの虚血性心疾患・肺がん・脳卒中 日本では受動喫煙が原因で年間1万5000人が死亡していると推計されている．[5]
長期的な健康影響	大量飲酒は，高血圧，肝疾患や癌の原因である．大麻の慢性使用は慢性気管支炎の原因となり，コカイン使用は心臓病の原因となる．妊娠中のアルコール使用は生まれてくる子どもの知能障害など胎児性アルコール・スペクトラム障害（Fetal Alcohol Spectrum Disorders：FASD）を引き起こす．	咽頭・喉頭・食道・肺・肝臓・膀胱などの癌，脳卒中・虚血性心疾患・慢性閉塞性肺疾患（COPD）・糖尿病・ED（勃起不全）などの慢性疾患の原因となる．タバコは可変可能な危険因子のなかで，日本人の死亡に最も関与している要因である．[3] 男性の死亡の25％，女性の死亡の6％はタバコが原因である．[6]
長期的な社会的インパクト	生産性の低下，医療コストの増大，意図しない妊娠，感染症の蔓延，薬物関連の犯罪，暴力事件，家族内ストレスの増大，地域コミュニティー・経済圏・社会全体への悪影響を引き起こす．	喫煙により超過医療費・労働力損失・火災による損失や清掃費用が，年間4兆円以上かかっており，タバコ税収（約2兆円）を大きく上回っている．[7] タバコ産業は戦略的に喫煙者と非喫煙者の対立を煽り，タバコ対策が進まないように仕向けている．[8]

参考文献：*US Surgeon General Report 2016, † US Surgeon General Report 2014, タバコ白書（厚生労働省「喫煙と健康　喫煙の健康影響に関する検討会報告書」http://www.mhlw.go.jp/stf/shingi2/0000135586.html）からの情報を主に用いて筆者が作成

が，その後のニコチン依存やアルコール依存を予測していた．[11] また幼児期や思春期の孤立など感情的苦痛が成人期のマリファナ依存を予測していた．[9)12)]

すなわち，人間の行動は社会環境から大きな影響を受けており，喫煙や飲酒，覚せい剤などの薬物乱用といった健康に関連した行動も例外ではない（健康の社会的決定要因）．[5)10)13)] 人は周囲からの助けが得られない「生きづらい」社会環境に置かれたことが一つの大きな誘因となって，タバコやアルコール，覚せい剤などの違法薬物を使うようになり，依存症（ニコチン依存・アルコール依存・薬物依存）となり，健康を害することへとつながっていく．全員がそうなるわけではないが，薬物乱用は社会的挫折の結果であると考えられている．これらの薬物は，一時的には逆境を忘れさせてくれることもあるが，かえって事態を悪化させてしまう．喫煙や飲酒，違法薬物使用は全て社会的・経済的に不利な状況と密接に関わっており，日本のデータでも社会経済要因の代表である学歴と逆相関の関係が認められている（Box 2）．大学院卒や大卒の学歴が高い者では毎日の喫煙率・毎日の飲酒率（これは必ずしもアルコール依存というわけではない）や生涯におけるいずれかの薬物の使用率が比較的低かった一方，学歴が低い者のなかでも特に中卒の者においてこれら3種全ての使用率が高かった．

このように薬物乱用・薬物依存は，社会的に不利な状況と強く関連している．この2つの間の因果経路はおそらく両方向だろう．人々は過酷な経済的現実や社会的状況を忘れるためにアルコールや薬物に走り，アルコール依存症や薬物依存は失業などを導き社会的に不利な状況へとつながる．悪循環していくのである．タバコについても同じことが言える．ひどい住居，低所得，一人親世帯，失業，ホームレスといった社会的剥奪の状況が高い喫煙率及び低い禁煙試行率と関連していた．喫煙は低所得の人々からお金を奪っていき，さらには病気や早死へと導いている．しかも，ニコチンには現実のストレスや憂うつを減らす効果はない．[14)]

(3) 薬物依存のケア：臨床現場での認識と支援

薬物依存（タバコ・アルコール・違法薬物）に対する治療方法については良書[2)15)16)]に譲るが，医師等医療者においても薬物依存に対する理解が十分ではないと考えられている．日本では喫煙者の約6割が1年間に医療機関を受診しているが，禁煙のアドバイスを受けた割合は約30%と諸外国に比べて低

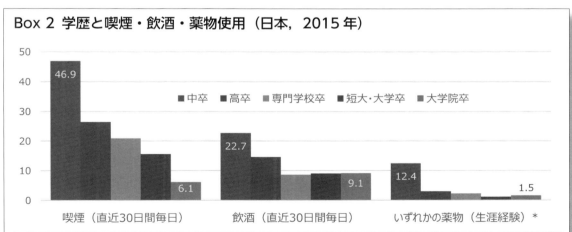

Box 2 学歴と喫煙・飲酒・薬物使用（日本，2015年）

* 大麻・覚せい剤・MDMA・コカイン・ヘロイン・危険ドラッグ・有機溶剤等いずれかの薬物の経験．これまでの生涯において「経験あり」と回答した者の割合（無回答・不明は除外）．
嶋根卓也，大曲めぐみ，和田清，邱冬梅，薬物使用に関する全国住民調査（2015年）．平成27年度厚生労働科学研究費補助金，医薬品・医療機器等レギュラトリーサイエンス政策研究事業報告書より筆者が作図．調査は2015年9〜10月に実施され，日本全国の一般住民5000名に対する調査員の戸別訪問による自記式調査であった．3085名（回収率61.7%，女性52%，平均年齢43歳）が分析された．

かった.[17] アルコール依存症に対する専門的治療を提供している医療機関は少ないのが現状である. また違法薬物使用は過酷な社会環境の影響もあり「やめたくてもやめられない」依存症という病気の問題として捉えられるが, 単に刑罰の対象としてしまう医療者もいると指摘されている.[16] 我々は, 薬物依存の病気としての側面について正しく認識し, 治療・支援する体制整備を進めていかなければならない.

(4) 薬物依存を減らすための社会的政策：その成功と失敗

喫煙や飲酒, 違法薬物乱用は, 巨大な多国籍企業や犯罪組織による積極的なマーケティング活動・販売促進活動によって助長されており, これらの活動が人々の薬物乱用を食い止めようとする政策の大きな障壁となっている.[8) 14)]

ここでは介入のはしごとナッジ (Box 3) について紹介する. 狭義の「ナッジ」とは個人がより良い判断をすることを助けるための自治体や企業による強制ではない一押し (環境や制度, 意匠など) といったことである.[18] 押すドアなのか引くドアなのか分かりにくいドアは人を混乱させるが, デザインや趣向を変更して引くドアだと分かるようにすれば, 人は間違えなくなるだろう. 人はそれぞれの行動を合理的な選好に基づいて決定するのではなく, 様々な周辺事象・環境等に影響を受けて決定している.

「介入のはしご」における最も強力な介入として位置づけられている「法規制による介入」の具体例として, 世界的に成功を収めているのが, 公共空間における喫煙を禁止する屋内禁煙化法である.[19] 屋内禁煙化の法律が制定されると数年以内に心筋梗塞による入院が15％減少したと報告された.[4] ジョン・スチュアート・ミルが指摘するように, 他者を害することが含まれるときには義務付けや禁止が正当化されるのである.[18] 一方, 法規制による失敗例もある. アメリカでは1920年, 禁酒法が施行された. しかし, 飲酒はむしろ増加した. 不法酒場が乱立し, 犯罪者集団が暗躍した. 多くの住民が禁酒法を無視し, 法律の遵守が軽んじられることとなり, 犯罪件数が増加したとされる.[20]

狭義のナッジの代表例は, デフォルト・ルールの改変である (Box 3の狭義のナッジ参照). 不均質な人々に対してそれぞれに対応策を課すことによる高いコストを減少させ, 政府の失敗による深刻なリスクを減少させ, 選択の自由を排除することに伴う多くのコストを回避し, そして, 個人の自律と尊厳をより保護できる方法かもしれない.[18] 日本では多くの居酒屋でアルコール「飲み放題」が提供されており, これは多量飲酒を誘発する環境だとしてWHO等から批判を受けている. 近年, フランスやイギリスではアルコールの定額飲み放題が法律で禁止されている. メニューから飲み放題をなくすことについて積極的に議論していく必要があるだろう.

■ 2) 総合診療現場への提言

(1) 薬物依存の病気としての側面について正しく認識し, 治療・支援する体制整備を進めていかなければならない.

・総合診療現場における薬物依存は, 例え違法薬物であっても「取り締まり」の対象ではなく, 「治療・回復支援」そして「長期にわたる良好な関係を構築する」べき対象である. 診察室は依存症患者が安心して正直に薬物使用を告白できる場所でなくてはならない.
・薬物依存症患者と関わり続けることが重要である. 他の疾患で通院している場合であっても患者の喫煙・飲酒・薬物使用の状況について把握できることが望まれる.
・薬物依存症は病気であり, 薬物使用を繰り返すのは病気だからであり, 家族も地域も社会も依存症という病気に正しい認識を持ち, 対処・治療していくことが必要である.

(2) 薬物依存は, 社会的・経済的に不利な状況・環境にあったことの結果かもしれない. 薬物依存となってしまう背景に目を向け, 公衆衛生・社会疫学の専門家とも協働して, 社会環境を良く (ナッジ) していく努力が求められている.

・薬物使用問題の根ざす人々が置かれた社会的剥奪状況に対策を講ずることが必要である. もし薬物乱用を生じさせる社会経済的要因がそのままの状態であれば, どの対策もうまくいかないかもしれない. 全ての責任を依存患者個人に負わせるのは適切では

ない．被害者である依存患者を非難しても，薬物乱用を生み出す複雑に絡みあった社会環境に立ち向かうことにはならない．
・薬物依存の原因となる患者が直面している過酷な現実について理解し，薬物依存を軽減・予防するために社会環境を改善（ナッジ）していく努力が求められている．その時には是非，われわれ公衆衛生・社会疫学分野の研究者や活動家とも協働していただきたいと願っている．（「提言を書いてください」ということですので，エラそうな感じですみません．^^;)
・社会的政策として屋内全面禁煙化法は世界的に成功している一方，アメリカでの禁酒法は失敗したという歴史がある．薬物依存を防ぐための仕組み作り・社会的政策について議論を深めていく必要があるだろう．

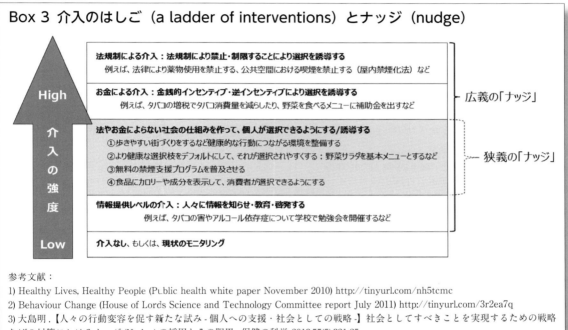

参考文献：
1) Healthy Lives, Healthy People (Public health white paper November 2010) http://tinyurl.com/nh5tcmc
2) Behaviour Change (House of Lords Science and Technology Committee report July 2011) http://tinyurl.com/3r2ea7q
3) 大島明．【人々の行動変容を促す新たな試み-個人への支援・社会としての戦略-】社会としてすべきことを実現するための戦略 たばこ対策におけるナッジ(Nudge)の採用とその限界．保健の科学 2013;55(5):321-25.

上記参考文献の図を筆者が改変して作図

参考文献

1) 国立研究開発法人, 国立精神・神経医療研究センター 病院. 薬物依存症とは [Available from: http://www.ncnp.go.jp/hospital/guide_s_outpatient/detail10.html accessed 6 December 2016.
2) 松本俊彦. 薬物依存とアディクション精神医学. 東京: 金剛出版 2012.
3) Ikeda N, Inoue M, Iso H, et al. Adult mortality attributable to preventable risk factors for non-communicable diseases and injuries in Japan: a comparative risk assessment. PLoS Med 2012;9(1):e1001160.
4) Tan CE, Glantz SA. Association between smoke-free legislation and hospitalizations for cardiac, cerebrovascular, and respiratory diseases: a meta-analysis. Circulation 2012;126(18):2177-83.
5) たばこ対策の健康影響および経済影響の包括的評価に関する研究 平成27年度総括・分担報告書: 厚生労働科学研究費補助金循環器疾患・糖尿病等生活習慣病対策総合研究事業 2016.
6) Murakami Y, Miura K, Okamura T, et al. Population attributable numbers and fractions of deaths due to smoking: a pooled analysis of 180,000 Japanese. Prev Med 2011;52(1):60-5.
7) 医療経済研究機構. 平成20年度医療経済研究機構自主研究事業 禁煙政策のありかたに関する研究 報告書 2010.
8) 田淵貴大. 東京を禁煙都市にする国民運動リレー情報9: 社会はいかにタバコ産業に歪められているか. 世論時報 2016;49(6):14-19.
9) 松本俊彦. 依存という心理 – 人はなぜ依存症になるのか. こころの科学 2015(182):12-16.
10) Berkman LF, Kawachi I, Glymour MM. Social Epidemiology second edition. New York: Oxford University Press 2014.
11) Fergusson DM, Lynskey MT, Horwood LJ. Comorbidity between depressive disorders and nicotine dependence in a cohort of 16-year-olds. Arch Gen Psychiatry 1996;53(11):1043-7.
12) Shedler J, Block J. Adolescent drug use and psychological health. A longitudinal inquiry. Am Psychol 1990;45(5):612-30.
13) Marmot M, Wilkinson R. Social Determinants of Health. Oxford: Oxford University Press 2005.
14) Richard W, Michael M. Social determinants of health: the solid facts. 2nd edition. Copenhagen, Denmark: World Health Organization Regional Office for Europe 2003.
15) 大島明.【禁煙治療 保険診療の実際】ニコチン依存症管理料 本管理料の全体像をとらえる 禁煙治療制度化の意義と今後の課題. 治療 2006;88(10):2452-54.
16) 松本俊彦. 健康問題としての薬物依存症 －薬物依存症からの回復のために医療者は何ができるか. 日本医事新報 2016;4808:19-23.
17) 中村正和.【喫煙と健康障害 - 禁煙支援の理解・普及から「脱タバコ社会」を目指して-】禁煙外来 保険による禁煙治療の現状と課題. 日本臨床 2013;71(3):499-505.
18) 正木宏長. 情報を用いた誘導への一視座 －行動経済学, ナッジ, 行政法-. 立命館法学 2015;4号(362号):134-71.
19) International Agency for Research on Cancer. Evaluating the Effectiveness of Smoke-free Policies. Lyon: IARC 2009.
20) Okrent D. Great Fortune: The Epic of Rockefeller Center. New York: Viking Press 2003.

食習慣・食品安全と行動経済学
Food safety and behavioral economics

髙﨑 洋介（医師，医学博士，科学修士，行政修士），Yohsuke TAKASAKI, MD, PhD, ScM, MPA
Visiting Scientist, Department of Social and Behavioral Sciences, Harvard T.H.Chan School of Public Health

E-Mail：takasaki@yoh.jp

Recommendation ……………………………………………… 提 言

- 公衆衛生に関する情報の伝達や日常の診療において，正確性や科学性を重要視するあまりに，その多くのメッセージが対象者に届けられていない．食習慣の改善という好ましい行動変容や食品安全の正しい理解には，従来の科学的な理解に基づくアプローチに加えて，直観や感情にも働きかけるアプローチも，総合診療の場において同時に考慮すべきである．

要旨

現代社会において，食事は，高血圧，肥満，糖尿病，高脂血症等を通して，単一の原因として最も健康に影響を与えている．食習慣は，個人の嗜好や選択の影響を受け，またリスクの認知や社会経済状態と強く関連している．食事という本能的欲求に根差した行為を変容させることは容易ではないが，食習慣の改善という好ましい行動変容や食品安全の正しい理解には，総合診療医の役割は大きい．近年，特に欧米において，人間がどのように物事を認知しそれに基づいて選択・行動するかを研究対象とする「行動経済学」の，公衆衛生分野への応用が進められている．例えば，人間の思考プロセス（二重過程理論）を考慮した直観に訴えかけるアプローチや，選択肢を工夫して設計することで望ましい選択へと促す取り組み（ナッジ）などがある．これら最新のエビデンスを総合診療に応用することにより，食習慣の改善を通した生活習慣病の管理がより効果的に行えるようになるだろう．

Abstract

In modern society, diet has the single most significant effect on our health, for example, hypertension, obesity, diabetes mellitus, hyperlipidemia etc. Dietary habits are heavily affected not only by individual preference and selection but also by risk cognition and socio-economic status. Although, it is not easy to modify individual behavior, which roots in an instinctive desires such as appetite, the role of the general physician is quite vital in order to lead ideal behavioral modification, i.e. improvement of dietary habits, and also enable consumers to understand correct information regarding food safety. Lately, western countries are trying to apply behavioral economics, which studies the effects of social, cognitive, and emotional factors on the individual decisions, and in public health fields. For instance, an approach which makes an appeal to intuition with consideration of the 'dual process' of human cognitive function, 'nudge' which aims to facilitate a favorable choice by carefully elaborated 'choice architecture' and so forth. By putting recent evidences into clinical practice use, general physicians will be able to control lifestyle-related diseases through the improvement of dietary habits efficiently and effectively.

Keywords: 食習慣；食品安全；行動経済学
diet, food safety, behavioral economics

1）現状
（1）はじめに　食品安全と食習慣

　WHOによれば，人類の総死亡への寄与について，塩分の過剰摂取を原因とする高血圧が要因としては最も大きく，さらに，高血圧，高血糖，肥満，高脂血症，野菜や果物の摂取不足等を含む食習慣に関する原因が総死亡への寄与の19％を占めている．また，これら食習慣は心血管疾患の原因の過半数を占めると推測され[1]，食品関係・食習慣が，単一の原因として健康に最も影響を与えているということができる．

　また，食物に関係する総合診療の場で遭遇する健康問題として，食品そのものの化学的・微生物学的な特性等に由来する人体への健康影響に関する「食品自体の安全性（食品安全）」と，塩分や脂肪の過剰摂取などの個人の行動の選択「食習慣」及びそれに伴う生活習慣病や心血管疾患等の合併症に分けられる．総合診療の現場において，食中毒の予防などのための食品安全に関する指導や，生活習慣病の管理等，食品安全や食習慣に関する総合診療に携わる医療従事者の役割は非常に大きい．

（2）日本人の食・生活習慣と社会的健康決定因子

　先行研究によれば，低学歴や低所得等の低い社会経済状態（socio-economic status）は，高炭水化物及び低たん白低脂肪及び栄養素不足，塩分の摂取量の増加等の栄養の偏り，それに伴う肥満や高血圧等の生活習慣病の関連が指摘されている[2,3]．

　厚生労働省が実施した平成26年の「国民健康・栄養調査[4]」では，所得と生活習慣等に関する状況について重点的に調査し，以下のような先行研究と類似の結果が得られた．

- 高所得者と比較して低所得者では，穀類摂取量が有意に多く，また，野菜類及び肉類摂取量は有意に少なかった．
- 運動習慣のない者の割合には有意な差はみられず，また，歩数の平均値は高所得者と比較して低所得者で有意に少なかった．
- 生活習慣病のリスクを高める量の飲酒をしている者の割合は，男性では高所得者と比べて低所得者で有意に低く，女性では有意な差はみられなかった．

　以上の疫学的知見は，日常の診療においても，患者の社会経済状態が生活習慣病のリスクであることを理解したうえで，食生活を含む生活習慣の改善という行動変容を促すことが重要であることを示唆している．生活習慣病の上流の原因は，食習慣，喫煙，運動不足，過度の飲酒等の「個人の不健康な行動の選択」が根本原因（root cause）となっている．これらより上流の原因に対して適切なアプローチをとることが出来れば，疾患の予防に対して非常に効果的である．しかしながら，食事や運動など毎日の生活で繰り返されることにより強固に習慣化され，根源的欲求や趣味や嗜好と強く関係している生活習慣を変更することはしばしば苦痛が伴うため，行動を変容させるには工夫が必要である．

（3）食の安全と一般消費者の認知

　平成27年に内閣府食品安全委員会が行った食品に係るリスク認識アンケート調査[5]によると，健康に影響を与える影響について，一般消費者と専門家の間では大きくかい離している．例えば，一般消費者は農薬や食品添加物が気を付けるべきものの上位になっているが，専門家はタバコや偏食・過食，アレルギー，飲酒等が重要と考えている．このように，各者が保有する情報の差を，「情報の非対称性」と呼ぶ．総合診療においては，マスメディアや各広告のマーケティング情報を鵜呑みにした患者や家族からの相談に多々遭遇する．それらの情報は，科学的定量的エビデンスに依らず，恐怖を煽ったり消費者の感情に直接働きかけたりしている．

　また，食品の安全性は，ある物が持っている「有害性（ハザード）」だけでなく，摂取量を掛け合わせた健康への影響が起こる確率・程度を表す「リスク」で考えるべきであるが，しばしばこれらは混同されている．これらの正確な理解のために，

筆者が在籍していた内閣府食品安全委員会では、真に留意すべきリスクを定量的に判断できるように、DALYs（障害調整生存年）等の確率論的指標を食品安全に取り入れるなどの「リスクの見える化」を進めている[6]．

総合診療では，身近な医療の専門家として，食品のリスクについて，科学的・確率論的・定量的に理解する能力（リスクリテラシー）を養う役割が求められる．

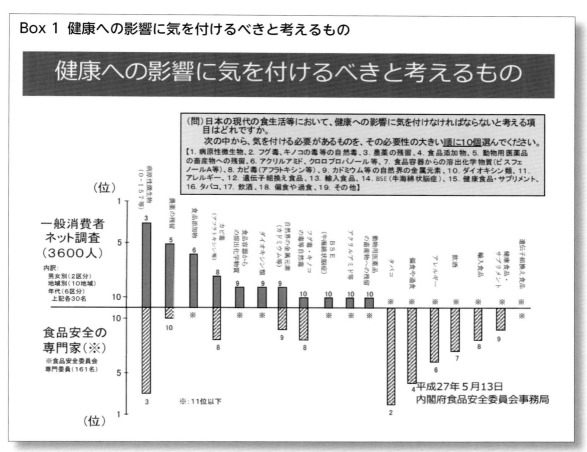

Box 1 健康への影響に気を付けるべきと考えるもの

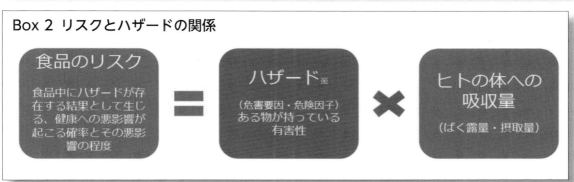

Box 2 リスクとハザードの関係

2) 総合診療医への提言
(1) 適切な行動変容に役立つ行動経済学

近年,「農薬や添加物,放射線の安全性は,理屈ではそうだろうけど,やっぱり怖い」や,「ダイエットしたいけど,あと一口がやめられない」というような,一見不合理な認知や行動を説明する科学的知見の集積や理論構築が行われている.これらは,「行動経済学」と呼ばれ,人間がどのように物事を認知し,それに基づいて選択・行動するか,またその不確実性を研究の対象としている.その背景として,人間は常にすべての可能な選択肢の中から予期される最適な結果のための行動をとることができる(Rational agent theory)という,「経済人(*homo economicus*)」を前提とする古典的な経済学では説明できない人間の振る舞いを理論化するために生まれた.行動経済学では,人々は,リスクとベネフィットの判断と選択について認知のエラーの影響を受けやすく,判断は認知のエラーや感情によって複雑化されるということを,理論的かつ定量的な科学的エビデンスによって明らかにしてきた.

これらの成果は,米国では,オバマ大統領が2015年9月の大統領令で行動経済学の知見を政策へ活用することを発表したり[7],英国においては内閣府に行動経済学洞察チームを設置する[8]など,実社会への応用が積極的に検討されている.行動経済学は,今日我々が直面する様々な健康に関する問題を,全く新しいアプローチから解決する可能性を持っている.ハーバード大学公衆衛生大学院のイチロー・カワチ教授らは,公衆衛生政策への応用について精力的に取り組んでおり,今後は保健医療政策や臨床現場への活用が進んでいくと思われる.2015年に出版された CHRISTINA A. ROBERTO & ICHIRO KAWACHI 著「Behavioral Economics & Public Health」は,行動経済学の公衆衛生分野への応用について初めて体系的にまとめた著書であり,行動経済学の応用についてより詳細に知りたい場合は参照されたい.

(2) 行動経済学の応用例

行動経済学の発展において,経済学に心理学の要素を取り入れ統合したプロスペクト理論などを発表し2002年にノーベル経済学賞を受賞したダニエル・カーネマンの功績は大きい.ダニエル・カーネマンは,人間の思考は感情的で自動的,潜在的なプロセス(System 1)と,意識下に理性で制御されているプロセス(System 2)の二つで成り立っているという「二重過程理論(Dual process theory)」を展開させた[9].Sytem 1 と System 2 の違いの対比を **BOX 3** に示す[10].System 1 は直観的で,強力な感情に結びついた即座かつ自動的な思考過程であり,習慣の形成に関与しており,これを変えたり操作したりすることは難しい.例えば,ダイエットしたくても自分の好物のパターンを変えるのが難しい場合などである.他方,System 2 は論理的思考であり,その過程は遅く理性的判断に影響を受ける[11].

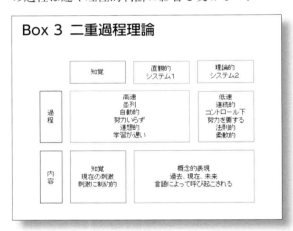

食品メーカーや酒造業界,たばこ産業などの一般企業は,人々の System 1(すなわち,感情や直観)に働きかけるマーケティングを行い,その結果,多くの商業的利益を上げている.System 1 の処理は,思考のショートカット(ヒューリスティック)であり,早く,自動的で,努力いらずで,生存には有利であるが,しばしば過ちを犯し,その予測は間違っていることが多い.一般の診療においては,食生活を含む生活習慣について,患者に対し医学的見地から科学的で合理的な System 2 に働きかけるようなアプローチをとることが多い.このようなアプローチは,直観や感

情，欲望に直接働きかけるSystem 1のアプローチと比較して，行動変容への影響の面で不利である．

そこで，近年，「nudge（ナッジ）」と言われる行動経済学の理論を応用した行動変容の方策が注目されている．ナッジは，英語で「人をひじで軽く押したりつついたりすること」を意味し，Richard ThalerとCass Sunsteinの著書[12]で詳しく紹介されている．具体例として，選択肢を工夫して設計したり，「初期設定（default option）」を変えたりすることで，人々に特定の（望ましい）選択を促すことができ，これを「Choice architecture」と呼んでいる．「ナッジ」は，個々の選択の自由は尊重するが，弱い形でその選択に関与して社会を良い方向に導こうという概念である（libertarian paternalism, asymmetric paternalismと呼ばれる）．

このナッジの公衆衛生分野の応用の一例として，食品のパッケージの個別包装あたりの容量を小さくしたり，食事を提供する皿の大きさを小さくしたりするということが，実際に体重減少や，糖尿病，血圧の低下に効果があったというエビデンスがある[13]．今度，日常生活への応用について，さらにエビデンスの蓄積が進むだろう．

（3）終わりに

公衆衛生に関する情報の伝達や日常の診療において，正確性や科学性を重要視するあまりに，その多くのメッセージが対象者に届けられていない．一方で，民間の営利企業はマーケティングや広告，イメージ戦略を通じて人々の感情や欲求に直接的に働きかけ，時に不健康な選択へと駆り立てている．例えば，天然・自然，無添加・無農薬，オーガニック等を掲げる食品や，十分な科学的根拠なく優良であると誤認させるような健康食品は，健康に対するイメージを巧みに利用し，人々のSystem 1に感情的に訴えかけている．

合理的・正確的（System 2）と直観的・感覚的（System 1）なメッセージは，しばしばトレード・オフの関係にある．しかしながら，より効果的な行動変容のためには，従来の科学的理解に基づくSystem 2へのアプローチに加えて，直観や感情にも働きかけるSystem 1へのアプローチの重要性も，総合診療の場においても同時に考慮すべきである．

参考文献

1) World Health Organization, GLOBAL HEALTH RISKS Mortality and burden of disease attributable to selected major risks. http://www.who.int/healthinfo/global_burden_disease/GlobalHealthRisks_report_full.pdf
2) Nobuko Murayama, Effects of Socioeconomic Status on Nutrition in Asia and Future Nutrition Policy Studies, J Nutr Sci Vitaminol (Tokyo). 2015;61 Suppl:S66-8. doi: 10.3177/jnsv.61.S66.
3) Koichi Miyaki, Yixuan Song, Setsuko Taneichi, et al., Socioeconomic Status is Significantly Associated with Dietary Salt Intakes and Blood Pressure in Japanese Workers (J-HOPE Study), Int J Environ Res Public Health. 2013 Mar; 10(3): 980–993. Published online 2013 Mar 11. doi: 10.3390/ijerph10030980
4) 厚生労働省．平成26年「国民健康・栄養調査」．http://www.mhlw.go.jp/stf/houdou/0000106405.html
5) 食品安全委員会事務局．「食品に係るリスク認識アンケート調査の結果について」．内閣府．2015-05-13. https://www.fsc.go.jp/osirase/risk_questionnaire.data/risk_questionnaire_20150513.pdf
6) 食品安全委員会．国際専門家招へいプログラム「食品安全の明日をともに考える国際シンポジウム」．内閣府．2016-03-18, https://www.fsc.go.jp/koukan/annai/tokyo_risk_annai280318.html
7) Office of the Press Secretary. Executive Order -- Using Behavioral Science Insights to Better Serve the American People. The White House. 2015-09-15 https://www.whitehouse.gov/the-press-office/2015/09/15/executive-order-using-behavioral-science-insights-better-serve-american
8) The Behavioural Insights Team. http://www.behaviouralinsights.co.uk/
9) Kahneman, D. Thinking, fast and slow (1st ed.). New York: Farrar, Straus and Giroux. 2011. ISBN 9780374275631.
10) Kahneman D. MAPS OF BOUNDED RATIONALITY: A PERSPECTIVE ON INTUITIVE JUDGMENT AND CHOICE. Prize Lecture, December 8, 2002
11) Kahneman D. A perspective on judgement and choice. American Psychologist. 2003. 58: 697–720. doi:10.1037/0003-066x.58.9.697.
12) Thaler, Richard H.; Sunstein, Cass R. Nudge: Improving Decisions about Health, Wealth, and Happiness. Yale University Press. 2008. ISBN 978-0-14-311526-7. OCLC 791403664
13) Pedersen SD1, Kang J, Kline GA. Portion Control Plate for Weight Loss in Obase Patients with type 2 diabetes mellitus. Arch Intern Med. 2007 Jun 25;167(12):1277-83.

交通と健康

Transport and Health

平井 寛（博士 農学），Hiroshi Hirai, PhD
山梨大学大学院総合研究部
Graduate School Department of Interdisciplinary Research, University of Yamanashi
〔〒400-8510 山梨県甲府市武田4-4-37〕
E-Mail：hhirai@yamanashi.ac.jp

Recommendation ―――――――――――――――――――― 提 言

- 総合診療医は，地域の外出環境，患者の交通不便の実情を把握し，①患者の外出環境を踏まえた生活指導を行うこと，②公共交通路線の廃止や新設など，地域レベルの外出環境に影響を与える事業に対し，地域住民の健康にどのような影響を与えるのかという見込みを根拠に基づいて提供すること，③外出環境によって生じる不利をカバーするようなフォーマル・インフォーマルなサポートの調整や地域活動を支援すること等が求められる．

要旨

1960年代に始まった自家用車の本格的な普及により，公共交通の利用者が減少し続けた結果，地方の公共交通の衰退が進行し，自家用車を運転できない高齢者等の交通弱者の生活の足が失われつつある．また，各地で小規模な小売店等の閉店が増加し，フードデザートと呼ばれる買い物の利便性の低い地域が拡大したことも重なって，高齢者の外出の困難性を高めている．これらの外出に関わる地域環境は活動性や健康に影響を与えることがさまざまな研究で示唆されており，今後地域全体の健康に影響を与えると考えられる．外出環境の改善のためには，交通手段や身近な外出先，サポートを新たに作る，または未利用の資源を有効利用するように促す取り組みなどが考えられる．総合診療医は，地域の外出環境や交通弱者の実情を把握し，これらを踏まえた生活指導や，外出環境の改善に関わる地域全体の取り組みに対する支援を行うことが望ましい．

Abstract

The full-fledged popularization of car ownership, started in the 1960s, caused a decrease in the number of people who use public transportation. Since many transport companies withdrew from rural areas, people who have limited transportation options such as disabled people and elderly people are facing more and more difficulties. One such difficulty caused by the decrease in the on mobility of the elderly is the spread of Food Deserts, an impoverished area where residents don't have easy access to grocery stores. Several studies indicate that neighborhood environments influence the activity and health of residents. Arranging better means of transportation, nearby community spaces, giving social support and effectively using local resources are possible approaches to improve neighborhood environment.
General practitioners should grasp the regional situation of neighborhood environment and people whose transportation is constrained. When giving life guidance to patients, it is desirable to take into account and give support to community activities that improve the neighborhood environment.

Keywords: 公共交通　交通弱者　高齢者の活動性
Public Transportation, mobility-impaired people, Activity of older people

1）現状
（1）自家用車への依存と公共交通の衰退

　Social Determinants of Health: The Solid Facts（健康の社会的決定要因　確かな事実の探求）では，交通環境が健康に与えうる影響について，外出時の自転車や徒歩，公共交通機関の利用が健康に恩恵をもたらすいくつかの点について指摘し，自家用車依存の度合いを小さくすることが必要だとしている．日本においては1960年代頃に大衆車が登場して以降，自家用乗用車の保有が急速に進んだ．国土交通省の陸運統計要覧[1]によれば，1961年には約50万台であった自家用乗用車の保有台数は，1971年には約800万台，1981年には2,000万台と急激に増加している．このころ，宇沢弘文は「自動車の社会的費用（1974）」[2]において，「利便性の高い自動車の利用は私的な便益を増大する一方で，社会に交通事故，犯罪，環境破壊，公害，安全な歩行環境や健康の喪失という損失を与える」と健康への影響に言及している．宇沢は同時に，農村地域で進む自家用車依存が公共交通路線の廃止につながり，低所得者や高齢者等の交通弱者が被害を受けることを指摘しているが，その指摘の通り，農村地域を中心に公共交通路線の廃止が進んだ．国土交通省自動車交通局旅客課の報告書[3]によれば，2001年度までに2441路線が廃止され，2002年度から2005年度の4年間で1969路線が廃止されている．

（2）交通と外出機会・食物摂取

　公共交通の衰退は，自家用車を運転しない年少者や高齢者等の交通弱者の外出に影響を与えうる．青島ら[4]は，通院のため路線バスを利用していた高齢者を対象にした調査で，路線廃止後は通院のための外出を断念するという回答が1割以上あったことを示している．また，「平成22年度高齢者の住宅と生活環境に関する意識調査結果（2011）」[5]によれば，高齢者の外出手段（複数回答）は，「徒歩」58.7％，「自分が運転する自動車」50.7％，「自転車」32.9％，「家族の運転する自動車」23.9％，「電車」20.8％，「バス」19.7％となっている．都市規模別にみると，「大都市」では公共交通の利用者が約4割と高く，公共交通が衰退している「小都市」「町村」では1割に満たなかった．「小都市」「町村」では「自分が運転する自動車」が約6割とやや高いが，運転できない残りの4割の者は徒歩・自転車圏を超える移動はほぼ「家族の運転する自動車」に頼っていると考えられる．しかし「家族の運転する自動車への同乗」については，交通需要の潜在化（「何らかの理由で外出をあきらめたり日時を変更したりすることを強いられる」）が最もおこりやすい交通手段であることが永井ら[6]によって示されている．

　自家用車の普及は，「フードデザート（食の砂漠）」と呼ばれる買い物の利便性の問題にも影響を与えたと考えられる．都市部への人口集中による地方部の過疎化と高齢化の状況に加えて，自家用車の利用を前提とし，大規模駐車場を備えた郊外型大規模小売店舗が登場した．これと同時に進行した居住地域近隣の小規模な小売業の事業所数の減少等により，生鮮食料品を販売する小売店へのアクセスが不便な地域（フードデザート）が拡大しつつある．このような地域では，自家用車や公共交通機関が利用できない高齢者等の交通弱者の買い物利便性が低下し，食料品を入手しにくくなることにより食生活に影響を与える可能性がある．吉葉ら[7]は高齢者独居世帯を対象にした調査で食料品店へのアクセスが困難だと感じている者で食物摂取の多様性得点が低いことを示している．平井ら[8]は小売店までの道路距離と歩行能力，交通手段と食物の摂取状況の関連を検討し，徒歩圏に小売店があるものに対し，徒歩圏に小売店がなく自家用車が利用できない者で食物摂取が少ない者の割合が高いことを示した．また，日本の高齢者の外出目的（複数回答）において，「近所のスーパーマーケットや商店での買い物」が最も高い回答割合（81.2％）となっており[5]，買い物環境の悪化もまた高齢者の外出機会を減少させる可能性がある．小売店までの道路距離と外出の少ない閉じこもりの関連を検討したHirai et al[9]では，小売店またはバス停までの距離が遠い者ほど外出の少ない「閉じこもり」が多かったことを報告している（**BOX 2**）．

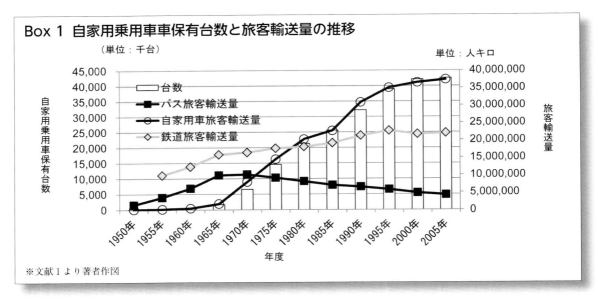

Box 1 自家用乗用車車保有台数と旅客輸送量の推移
※文献1より著者作図

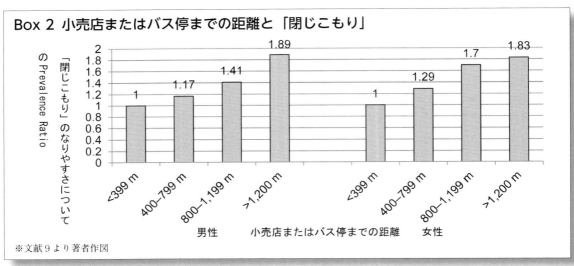

Box 2 小売店またはバス停までの距離と「閉じこもり」
※文献9より著者作図

(3) 健康・保健行動との関連

外出機会が少ないことや食物の摂取が高齢者の虚弱化や死亡につながることについては公衆衛生学分野で多くのエビデンスがある．外出頻度が少ない者で死亡しやすい[10],[11]，要介護状態になりやすい（**BOX 3**）[11],[12]，活動能力の低下につながる[13]ことがコホート・パネル研究により示されている．食物摂取に関しては，Deschamps et al[14]は，BMI（Body Mass Index）が22〜27であることが死亡・要介護化のリスクを下げることを報告している．また熊谷ら[15]は，秋田県在住の高齢者を5年間追跡し，摂取する食品の多様性の豊かな者ほど機能的自立の低下が抑制されていたことを示している．

保健行動においても，交通手段等が関わるアクセシビリティが関連している．山村（滋賀県高島郡朽木村）で健診非受診の理由について調査した研究[16]では，健診非受診の理由として，最も多かった「受療中（55%）」に次いで「行く手段がない（31%）」が多く挙げられていた．介護予防事業や

Box 3 外出頻度と要介護認定

外出頻度	男性 オッズ比	95%信頼区間	有意確率	女性 オッズ比	95%信頼区間	有意確率
ほぼ毎日	1.00			1.00		
週2－3回	1.19	0.91 - 1.56	0.199	1.09	0.87 - 1.37	0.445
週1回以下	1.62	1.24 - 2.11	< 0.001	1.46	1.17 - 1.83	0.001

※文献12より著者作成

講座等の会場となる保健センター等の町施設までの距離と利用状況の関連を検討した研究[17]では，身体・心理的な状態を考慮したうえで，自宅からの距離が遠くなるほど，交通手段が乏しい者ほど有意に施設利用が少なくなるという関連が示された（BOX 4）．

2）提言

総合診療医は，交通や施設等へのアクセシビリティなどの地域の外出環境が地域住民の活動性や健康に与えることを認識し，地域の外出環境，患者の交通不便の実情を踏まえた生活指導の実施や，外出環境の改善に資する地域の取り組みに対する支援を行うことが望ましい．

生活指導においては，患者がおかれている外出環境に配慮することでより効果的に指導ができると考えられる．患者の中には，生活機能自体がそれほど低くなくても，交通手段その他の利用可能なサービスがないために望ましい生活を送れていない場合があると考えられる．移動手段に関しては，交通に関する行政のサービス，移送ボランティア，買い物に関しては宅配サービス等，地域にすでに利用可能なサービスがある場合はそれらを把握しておくことが望ましい．

外出環境に変化を与える地域の取り組みに対しては，地域の健康に関する専門家として，患者を中心とする地域住民の利用している交通手段や居住地の生活利便性を把握しておくことで根拠に基づいた助言が可能になる．例えば公共交通路線の廃止時には，どういう患者がどれだけ利用しているのかがわかれば，廃止によって外出が減少し地域全体でどの程度の健康への影響が見込まれるか等を見込むことができるはずである．また，運転ができない場合でも保健活動に参加できるように，歩いていけるような拠点をつくることも必要である．例えば，滋賀県高島郡朽木村では，従来村内の1ヶ所で行われていた健診を村内17か所で行いアクセスを改善することにより健診受診者が1.8倍になったという報告がある[16]．また愛知県武豊町では，行政と住民の協働によって，町内全域に徒歩圏ごとに介護予防を目的とした高齢者の通いの場をつくる取り組みを行っている[18]．2015年時点で11会場で開催し，実参加者数は932名（自立高齢者中の参加者割合10.5％）と，取り組み開始前の約9倍にあたる参加者を集めている．このような地域全体での一次予防に関わり，患者や専門職とのつながり・ネットワークを生かして専門職や参加者との間をとりもつなど，取り組みが効果をあげやすくなるように支援していくことで地域住民の健康向上に貢献することができると考えられる．

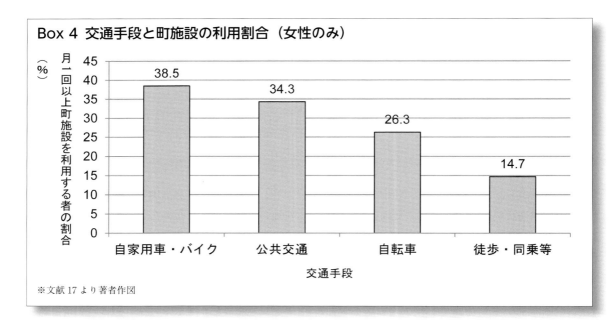

Box 4 交通手段と町施設の利用割合（女性のみ）

※文献17より著者作図

参考文献

1) 国土交通省．陸運統計要覧．2016 – 4．http://www.mlit.go.jp/k-toukei/16/2_unyu.html，（参照 2016 – 12 – 10）
2) 宇沢弘文．自動車の社会的費用，岩波書店，180 p，1974．
3) 国土交通省自動車交通局旅客課．バスの運行形態等に関する調査報告書（平成 19 年 3 月），2007．
4) 青島縮次郎，山本広人．山村・都市間の長距離乗合バスに対する需要構造とその路線再編に関する研究．地域学研究．1999；29（1）：41-53．
5) 内閣府政策統括官：平成 22 年度高齢者の住宅と生活環境に関する意識調査結果，2011．
6) 永井尚，清水浩志郎，木村一裕，石塚範行．高齢者の潜在交通需要とその評価．土木学会第 55 回年次学術講演集．2000：206-207．
7) 吉葉かおり，武見ゆかり，石川みどり，他．埼玉県在住一人暮らし高齢者の食品摂取の多様性と食物アクセスとの関連．日本公衆衛生雑誌，2015；62（12）：707-718．
8) 平井寛，武田岳，南正昭．盛岡市における買い物環境と食物の摂取状況との関連の検討．土木学会論文集 D3 (土木計画学)，2014；70（5），I_295-I_303．
9) Hirai H, Kondo N, Sasaki R, Iwamuro S, Masuno K, Ohtsuka R, Miura H, Sakata K:Distance to retail stores and risk of being homebound among older adults in a city severely affected by the 2011 Great East Japan Earthquake.Age and Ageing. 2014; DOI: 10.1093/ageing/afu146.
10) Gilbert GH, Branch LG, Oraw EJ.: An Operational Definition of the Homebound. Health Services Re-search. 1992;26(6):787-800.
11) 渡辺美鈴，渡辺丈眞，松浦尊麿，他．自立生活の在宅高齢者の閉じこもりによる要介護の発生状況について．日本老年医学会雑誌．2005；42(1)：99-105．
12) 平井寛，近藤克則，尾島俊之，他．地域在住高齢者の要介護認定のリスク要因の検討－ AGES プロジェクト 3 年間の追跡研究．日本公衆衛生雑誌．2009；56（8）：501-512．
13) 新開省二，藤田幸司，藤原佳典，他：地域高齢者におけるタイプ別閉じこもりの予後 2 年間の追跡研究．日本公衆衛生雑誌．2005；52(7)：627-638．
14) Deschamps V, Astier X, Ferry M, et.al : Nutritional status of healthy elderly persons living in Dordogne, France, and relation with mortality and cognitive or functional decline, Eur J Clin Nutr. 2002;:56:305-312.
15) 熊谷修，渡辺修一郎，柴田博，他．地域在宅高齢者における食品摂取の多様性と高次生活機能低下の関連．日本公衆衛生雑誌．2003；50（12）：1117-1124．
16) 山川正信，上島弘嗣，嘉村里美，他．健診受診群と未受診群の日常生活動作能力，受療状況，血圧値の比較 某山村における在宅高齢者の場合．日本公衆衛生雑誌．1995；42（9）：769-776．
17) 平井寛，近藤克則．高齢者の町施設利用の関連要因分析－介護予防事業参加促進にむけた基礎的研究．日本公衆衛生雑誌．2008；55（1）：37-45．
18) 平井寛．講座ケア ケアと健康 第 7 章ソーシャル・キャピタルと介護予防，ミネルヴァ書房，2016．

コミュニティにおける CBPR 実践

CBPR (Community based participatory research)

川崎 千恵 (看護学・博士), Chie Kawasaki, PhD
国立保健医療科学院
National Institute of Public Health
〔〒 351-0104 埼玉県和光市南 2-3-6〕
E-Mail : kawasaki.c.aa@niph.go.jp

Recommendation ………………………………… 提 言

- 総合診療医は，地域の保健医療福祉専門家や住民，その他 NPO 団体等が，地域の健康課題の解決や，地域包括ケアシステム構築のために協働で行っている取り組み（CBPR 実践）に目を向け，コミュニティや環境に働きかけることによる，健康格差の是正，健康増進，生活習慣病の重症化や発症の予防，QOL の向上，その他健康課題の解決に貢献していくことが求められる．

要旨

CBPR はアクションリサーチ（Lewin,K.）を源流とし，米国の公衆衛生分野で活用されてきた研究法で，日本では「コミュニティの健康課題を解決し，コミュニティの健康と生活の質を向上するために，コミュニティの人々と専門職・研究者のパートナーシップによって行われる取り組み・活動」と定義されている．CBPR による学術研究の報告は我が国ではまだ少ないが，実践レベルでは CBPR の取り組みがなされている．総合診療医は地域で行われている CBPR の実践に目を向け，他の保健医療福祉等専門家，住民とともに CBPR の実践に参加し，コミュニティや環境に働きかけることによる，健康格差の是正，健康増進，生活習慣病の重症化や発症の予防，QOL の向上，その他健康課題の解決に貢献していくことができると考える．

Abstract

CBPR (Community based participatory research) is a research method based on action research (Lewin, K.), and is used in the field of public health in U.S. CBPR is defined in Japan as; Activities conducted by practitioners, researchers, and people living in communities in collaboration to resolve health problems and improve community health and QOL. There are few research reports, however CBPR is often conducted in general practice. General practitioners should promote and pay special attention to CBPR practice in the communities, and participate in CBPR practice with other practitioners such as PHNs, SWs, NPOs, and other people in the community. Through promoting CBPR general practitioners can contribute to a reduction in health disparities. It will also lead to improvements in health and QOL, and provide solutions for health problems in communities.

Keywords : CBPR, コミュニティ, パートナーシップ

■ 1）現状
(1) CBPR の概要

CBPR (Community based participatory research) は，アクションリサーチ (Lewin, K.) を源流とする研究法で，米国の公衆衛生分野で1990年代から活用されてきた．研究者が調査から分析に至るまですべて行い，学問的成果を見出す従来の研究と異なり，コミュニティの住民や関係者，研究者などが協働で行う，「コミュニティを基盤とした地域参加型研究」である．CBPR は画一的な定義はないが，「コミュニティの人々や組織の代表者および研究者が，決定権を共有し，互いの専門性を発揮しながら平等にかかわるパートナーシップによって行われる，研究のための取り組み・活動」[1]と定義されているほか，日本ではCBPR 研究会が，「コミュニティの健康課題を解決し，コミュニティの健康と生活の質を向上するために，コミュニティの人々と専門職・研究者のパートナーシップによって行われる取り組み・活動」[2]と定義している．CBPR は Research なのか Approach なのかについて，現在も議論されており，CBPA (Community based participatory approach), CBPAR (Community based participatory action research) などの表現も，米国の論文等では多数みられる．CBPR の参加者は，大学や研究機関の研究者以外に，広く保健医療福祉実践の専門家や，地域の住民組織のリーダー，地域住民，NPO，その他ステークホルダーなどを包含しており，地域で保健所や市町村が主体となり，コミュニティの人々とともに行う取り組みや活動も含まれる．CBPR のプロセスには6つの構成要素があるとされる[3)4]．具体的には，①パートナーシップの形成，②コミュニティ・アセスメント，③優先度の高い健康課題の特定，④健康課題への介入の計画と実施，⑤CBPR の結果の解釈とコミュニティの人々へのフィードバック，⑥CBPR のコミュニティの人々への結果説明と普及，である．そして，すべてのプロセスにおいて重要となる CBPR の要は「パートナーシップ」であり，「異なる立場の機関や人たちで作られた組織の活動を通して形成される，信頼しあいそれぞれの力をいかして育ちあう関係性」と定義される[5]．様々な分野の人々が協働し，1つの目的に向かい作業するのが，CBPR の1つの特徴とされる[6]．パートナーシップを築くためには，それぞれの専門性を互いに認め，尊重する姿勢と，それを基盤とした対等な関係を築くことが必要と考えられている．そして，CBPR では地域住民も，その地域の暮らしや生活についての専門家と考える．もう1つの CBPR の特徴は，互いに理解を確認し合いながら進め，循環しながら修正され，改善していくプロセスとされる[6]．医師や保健師などの専門家，研究者は，専門家としての意見を述べ，従ってもらうのではなく，CBPR の参加者と対等な関係で対話を繰り返すことが求められる．

米国における主な CBPR のフィールドは，共通の健康課題をもつマイノリティのコミュニティであり，CBPR が発展した背景には，人種によるコミュニティ間の社会的構造の格差がもたらす健康格差と，コミュニティを対象とする社会的・生態学的なアプローチによる健康課題の解決が求められたことがある．コミュニティの様々な人々がCBPR に参加することで，健康障害をもたらす社会的決定要因 (Social determinants of health) に働きかけるねらいがあったとされる．CBPR に関する洋文献の文献レビューの結果[7]によると，CBPR の主な目的は，社会経済的，医療的に不利益な環境にあるコミュニティの人々やマイノリティの人々の，健康に関連する課題への対応であり，コミュニティの健康増進と健康改善であった．また，コミュニティの人々が参加することによる，問題解決に必要なコミュニティの能力 (community competence) の向上であり，コミュニティの人々のパートナーシップの発展であった．このような目的を持ち，循環と反復のプロセスを，パートナーシップの構築を要とし，9つの原則を踏まえて進めるのが CBPR である (**BOX1**)．

時間をかけて話し合い，互いの理解と信頼を深めあいながら CBPR を進めていくことにより，健康課題の解決という直接的なアウトカムと，参加者やコミュニティの人々の問題解決能力の向上，コミュニティの人々のエンパワメントなど，

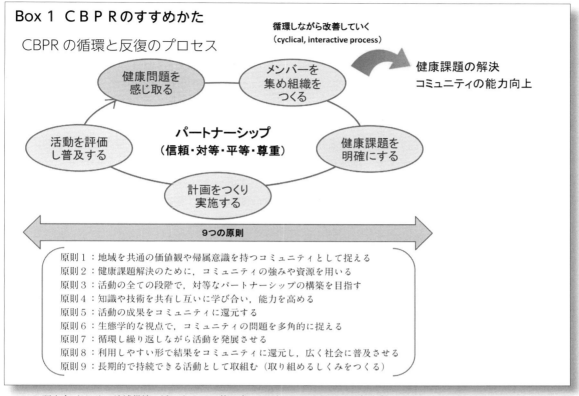

CBPR研究会（2010）．地域保健に活かすCBPR 第2章．P13 表2-1，20 図2-1を一部改変

プロセスから生まれる間接的なアウトカムがもたらされるといえる．健康格差の是正が課題となってきたわが国でも，CBPRの理論や方法論は参考になり，CBPRによる健康課題の解決は，ますます期待されるところである．

（2）CBPRの実際

米国ではCBPRやCBPAなどの研究が数多く行われ報告されているが，わが国では，CBPRによる学術研究の報告はまだ少ない．しかし，実践レベルではCBPRの取り組みがなされている．例えば，自治体に所属する保健師が行っている「地域づくり活動」（地域組織化活動，地域の住民組織の活動支援）や，保健師のほか，社会福祉士等が中心となり，地域包括ケアシステムの構築に向けて行っている，住民の互助の力による在宅生活の支援や，住民との協働による一人暮らしの高齢者などを支援するための「地域マップの作成」，住民参加による「まちの計画づくり」などの取り組みである．これらの取り組みのプロセスは，「CBPRの進め方」（**BOX 1**）とも近似しており，住民や関係者とともに健康課題を共有し，時間をかけて話し合い，コミュニティの環境（地域資源の創出など）や制度に働きかけていく，まさにCBPRのプロセスを踏んでいる．

「地域づくり活動」では，保健師，社会福祉士等の保健・福祉の専門家がコミュニティの住民（民生委員，健康づくり推進員などの住民ボランティア，その他研修を開催し養成したボランティア等）と協働で，コミュニティの健康課題の解決に必要な活動や，コミュニティのニーズについて検討し，住民が主体となり行う活動を立ち上げている．もともと，保健師や社会福祉士等が行ってきた取り組みだが，地域保健法第4条に基づき策定されている，地域保健対策の円滑な実施と総合的な推進を図るための指針を示した「地域保健対策の推進

に関する基本的な指針」(以下,基本的な指針)が,平成24年(2012年)7月に改正・告示され[8],住民と協働で健康の保持・増進を図る政策が執られることや,地域保健対策検討会の報告書に,「地域のソーシャル・キャピタルに立脚した活動を展開し,多様化・高度化する住民ニーズに即した取り組みを推進することで,住民主体のまちづくりに向けた地域保健体制を構築すること」[9]と示されたことを受けて,全国でますます「地域づくり活動」が盛んに行われている.効果的な活動を行ううえで,CBPRの理論や方法論を参考にすることができるだろう.

「地域マップの作成」の取り組みは,地域福祉を推進する目的でしばしば行われてきた.社会福祉協議会の職員向けのマップづくりのセミナーも,これまで全国で多く開催されており,近年は孤独死を防止するために,地域に暮らす人々(どこにどんな人がいるか)と人々のつながりを表すようなマップをつくることによって,コミュニティの人々が見守り,助け合うしくみを築いていく取り組みなどが,多くの市町村で行われている.また,孤独死以外にも,介護が必要な高齢者世帯や,障がい者のいる世帯と人々のつながり,資源を表すようなマップをつくることによって,防災計画に反映させていくなどの取り組みもみられる.行政の計画を作成することを目的に,マップづくりや協働ミーティングを行う自治体もみられ,こういった住民との協働のプロセスを経て,コミュニティの住民の,健康やコミュニティに対する意識や行動の変化,コミュニティのエンパワメントにつながっている.マップづくりの一連のプロセスで,CBPRの理論や方法論を参考にすることができ,実際,CBPRの原則やプロセスを踏んでいる例が少なくない.

CBPRは研究方法なのか,あるいは,コミュニティの人々の健康に関連する社会的要因に働きかけるアプローチなのかどうかはともかく,我が国の地域保健・福祉の分野で行われている実践活動との親和性は高く,CBPRによって協働でコミュニティのニーズに対応し,解決を目指すことができると考えられる.

■ 2) 提言

総合診療医は,地域の保健医療福祉専門家や住民,その他NPO団体等が,地域の健康課題の解決や,地域包括ケアシステム構築のために協働で行っている取り組み(CBPRの実践)に目を向け,時にはその取り組みに参加し,コミュニティの健康課題の解決に協働で取り組むことが望ましい.例えば,個人の健康問題に関連する社会的決定要因(社会的・経済的格差,社会的排除,ソーシャル・サポート,移動手段等)の是正に向けて,心身の健康の専門家として,医学的根拠に基づく発言が可能である.運動の機会が乏しいことが原因で,健康問題が起こっていると考えられるコミュニティにおいて,人々の健康問題を解決するために,どのような環境整備が必要と考えるか,といった発言が考えられる.また,閉じこもりの高齢者や,独居で認知症の高齢者の健康問題がみられるコミュニティにおいて,どのような機会をどの程度(頻度)地域資源として創出すれば,高齢者の健康状態の悪化を予防できるかについて,医学的根拠に基づく発言も可能であると考えられる.その際重要なことは,参加者との「パートナーシップ」,互いの「信頼・対等・平等・尊重」の関係を構築することである.CBPRの実践は非常に多くの時間を要し,参加者と対等な関係であり,平等な決定権を持つことを互いが認識できるように努め,時には忍耐強く対話を重ねなければならない.

それぞれのコミュニティには,特有の環境や歴史,文化があり,コミュニティが位置する地域の地理的特性や,人々が長年維持してきた生活スタイルや価値観に合う形で,健康課題の解決に向けた対策を考え,コミュニティの人々の支援を行う必要がある.コミュニティに根差し,住民と親密な関係を築くことが可能な総合診療医こそ,地域の保健,福祉等の専門家,そして住民とともにCBPR実践に参加し,コミュニティや環境に働きかけることで,健康格差の是正,健康増進,生活習慣病の重症化や発症の予防,QOLの向上,健康課題の解決などに貢献していくことができると考える.

引用文献

1) Israel, B.A., Eng, E., Schulz, A.J., et al. eds. Methods in Community-Based Participatory Research for Health. Jossey-Bass, 4-6p, 2005.
2) CBPR研究会. 地域に活かすCBPR －コミュニティに活かすCBPR-コミュニティ参加型の活動・実践・パートナーシップ. 医歯薬出版, 4p. 2010.
3) Israel, B.A., et al. Method For Community-Based Participatory Research for Health. 2nd ed. Jossey-Bass, 4-13p, 2012.
4) Minkler, M., Wallerstein, N. eds. Community-Based Participatory Research for Health. Jossey-Bass, 3-31, 2002
5) CBPR研究会. 地域に活かすCBPR －コミュニティに活かすCBPR-コミュニティ参加型の活動・実践・パートナーシップ. 医歯薬出版, 5p. 2010.
6) Noel J.Chrisman. CBPRとは何か. 看護研究. 2006; 39(2):3-10.
7) 酒井昌子, 宮崎紀枝, 麻原きよみ, 他. Community-Based Participatory Researchに関する文献レビュー. 看護研究. 2006; 39(2): 41-54.
8) 厚生労働省健康局長通知. 地域保健対策の推進に関する基本的な指針の一部改正について. 平成24年7月31日.
9) 厚生労働省地域保健対策検討会. 地域保健対策検討会報告書.2012.

"医療者主体の医療づくり"から"地域主体の地域づくり"へ
―福井県高浜町におけるSDHとCBPRを意識した地域志向アプローチの試み―

Community-Oriented Primary Care Based on Social Determinants of Health and Community-Based Participatory Research at Takahama Town

井階 友貴（医師・医学博士）, Tomoki IKAI, MD, PhD
福井大学医学部地域プライマリケア講座
Division of Primary Health Care, Faculty of Medicine, University of Fukui
〔〒919-2201 福井県大飯郡高浜町和田117-68 和田診療所内〕
E-Mail：tomoki@ikaike.jp

Recommendation ……………………………………………… 提 言

- 今後の急激な人口減少時代の日本において，「健康のまちづくり」を考えずに済む自治体はない．
- 地域主体の（CBPR）地域づくり（ソーシャル・キャピタル）に主眼をおいた取り組みが地域で求められる．
- 「まちに出るほど健康になれるまち」づくりは，地域包括ケアモデルであり，地方創生モデルであり，地域力創造モデルである．
- 地域志向アプローチをコンピテンシーとする総合診療医の，「健康のまちづくり」において果たす役割は大きい．

要旨

　福井県最西端に位置する高浜町では，医師不足を契機に平成21年度より町と大学が提携して取り組みを始め，"医療者主体の医療づくり"として医学教育に取り組んだが，住民の無関心も問題となり，"住民主体の医療づくり"としてたかはま地域医療サポーターの会が活動していた．しかし，無関心層にはいっこうに届かず，医療問題が地域の人口構造にまつわる問題へと多次元化する中，"地域主体の地域づくり"の必要性を感じ，あらゆる分野のあらゆる立場の者が集まり議論し，出た意見を可能な範囲で実現実施していく「健高カフェ」の取り組みを中心に，ソーシャル・キャピタルとCBPRに主眼をおいた「まちに出るほど健康になれるまち」づくりに取り組んでいる．どのような活動がどの程度健康に寄与できたのかを社会疫学的に検証するため，高齢者悉皆コホート調査を開始している．総合診療医の「健康のまちづくり」における果たすべき役割は大きい．

Abstract

Takahama Town, located in the westernmost point in Fukui prefecture, has faced the issue of a lack of physicians and began the campaign of "Health Care Staff-oriented Primary Care" with the coordination of the town and Fukui University from 2009. Local residents hadn't shown any interest in it, so Takahama Community Medicine Supporter has been promoting the activities. However, local residents continued to show no serious interest in the activities, so the medical problems became multidimensional. The author thought that a 'Community-Oriented Community' was necessary, and for this reason a special place, called "Health Cafe", should be established in the community where people of all fields and all positions can come together and discuss so as to realize the opinions within the possible range.

The author thinks that 'Community-Oriented Community' should be the main feature of social capital and Community-Based Participatory Research at Takahama Town, so as to realize 'Healthy Town' where residents can be more healthy by going out". Moreover, the author has started an exhaustive cohort study of local elderly persons in order to confirm which activities could contribute to what extent in the social epidemiology. Generalists have a large role to play "Realizing Healthy Town".

Keywords：ソーシャル・キャピタルおよび健康の社会的決定要因, 地域社会参加型研究, 地域志向アプローチ
social capital, social determinants of health,
community-based participatory research: CBPR, community-oriented approach

■ 1．背景〜福井県高浜町が経験してきたこと
1−1．"医療者主体の医療づくり"の限界

福井県高浜町は県の最西端に位置する，人口1万人強，面積72㎢の小さな町である．西側に京都府舞鶴市と隣接し，北陸に所属しながらも古来より京都との結びつきが強く，文化的にも関西圏の色を残している．かつて日本一民宿の多い町だったことに表れているように，8kmつづく白砂青松の浜が自慢の町であり，平成28年4月にアジアで初めてとなるビーチの国際認証「ブルーフラッグ」を取得するなど，町民の海・浜に対する馴染みや思いは深い．

そんな高浜町で，医師初期臨床研修制度の改変が実施され全国的に"医療崩壊"が問題となった平成16年ごろより，ご多分に漏れず町内の常勤医師数が平成20年をピークに約2／5にまで減少する事態が発生した．危機感を抱き同年就任した新町長はじめ行政は，地域医療再生のためのワーキンググループを設置，地域医療推進室の設置や，市区町村単独では日本初となる医学部寄附講座の福井大学への設置などを実現させた．平成21年度より寄附講座「地域プライマリケア講座」の教員を務める筆者らは，危機的な医師不足に対して，地域の特徴を生かした「夏だ！海と地域医療体験ツアーin高浜」，「たかはま海の親プロジェクト」などの医学教育の取り組みを展開し，幸運にも高浜町を訪れる医療系学生や研修医は年間120名を超え，一時期5名まで減少していた町内常勤医師数も，平成28年には12名まで回復した．しかし，学生や研修医で盛り上がりを見せる診療所とは裏腹に，診療所を一歩出ると，町の反応は冷たいものであった．医学教育の重要性をわかっていただけないどころか，診療所の場所すら知らないという町民が少なからず存在していることを痛感し，このままでは理想の医療の創造は難しいと感じた筆者は，住民へのアプローチも開始した．当初広報誌への連載や地域医療フォーラムの開催などの方法で住民意識の向上を訴えかけるも，町内の医療に関心を持たない町人の反応に全く手ごたえが感じられず，"医療者主体の医療づくり"の限界を感じるに至った．

1−2．"医療者主体の医療づくり"から"住民主体の医療づくり"へ

そこで筆者をはじめとする医療者が動くのではなく，住民が主体的に医療づくりに関わる必要性を感じたため，地域医療を守り育てる住民主体の活動に興味のある町民を募集したところ，15名の町民が名乗りを上げ，平成21年9月，「たかはま地域医療サポーターの会」(以下，「サポーターの会」) が誕生した．サポーターの会では，地域医療を守り育てる五か条（かんしん（関心）を持とう，かかりつけを持とう，からだづくりに取り組もう，がくせい（学生）教育に協力しよう，かんしゃ（感謝）の気持ちを伝えよう）を提言し，それをさまざまな方法（チラシ・ポスター・ビデオ・救急受診チャートなどの作成と配布，高齢者サロン・婦人会・老人クラブ・PTA・子育てサークル・地元イベントなどに出向いての啓発活動，年1回の地域医療フォーラムの開催，など）で町民に向けて発信している．町民へのアンケート調査より，サポーターの会の名前や活動内容を知っている人が年々増え，会員数も37名まで増加していた．

1−3．地域における"医療づくり"の3つの限界

しかし，サポーターの会の活動が5周年を迎えた平成26年ごろより，住民主体の医療づくりの限界を感じるようになった．その理由は，以下の通りである．

①活発に活動されているサポーターの活動の周知度が上がっていることは分かったが，果たしてサポーターの会の活動が町民の健康にどのように・どの程度寄与できているのかが，検証できない．

②住民主体の活動を5年続けられ，徐々に認知度が向上してきているものの，いつまでたっても届かないところには届かず，その広がりに限界を感じた．住民だけでなく行政や専門職など，地域のあらゆる立場の者が協働して取り組むことの必要性を感じた（"住民主体"から"地域主体"へ）．

③取り組み開始当初は，「医療崩壊」「医師不足」など，医療面の人材不足に起因する課題と対峙していたが，時代が移り変わり，「2025年問題」「消

減可能性都市*」など，多方面にわたる人口構造にまつわるものへと課題がシフトしてきており，医療を切り口に取り組み続けることの限界を感じた（"医療づくり"から"地域づくり"へ）．

以上より，"住民主体の医療づくり"から，"地域主体の地域づくり"へと取り組みが進展し，サポーターの会の取り組みを含めて地域における取組の効果を測定できるものとできるよう，次に述べる取り組みを開始した．

*日本創成会議が平成26年に発表したもの．若年女性の人口が2040年までに半減するような全国の半数以上にあたる約900の自治体では，人口の減少に歯止めがきかず，消滅する可能性があるとされた．

■ 2．ソーシャル・キャピタルと地域参画を意識した地域づくりの取り組みとその評価

2-1．地域づくりのコアになる2つの概念

高浜町での取り組みを"住民主体の医療づくり"から，"地域主体の地域づくり"へと進展させる際に主軸に置いた概念が，ソーシャル・キャピタルと地域参画（CBPR：Community-Based Participatory Research：地域社会参加型研究）である．

ソーシャル・キャピタルとは，「人々の協調・協力関係を促進し，社会を円滑・効率的に機能させる要素の集合概念」と定義され，日本語では"社会関係資本"と訳されることが多い．ソーシャル・キャピタルの優れている地域ほど寿命や健康寿命などの健康関連の指標が優れる[1,2]だけでなく，内閣府や総務省，財務省などの調査から，教育，治安，産業面でもその効果が証明されており，急激な人口減少および人口構造の変化に伴う地域力の減弱に立ち向かうにふさわしい概念であると考えた．

もう1つは，地域社会参加型研究（CBPR）である．詳しくは本書の他項に譲るが，従来の地域介入のように専門職などの有識者やアドバイザーが指示を出してコミュニティメンバーがそれに従うというものではなく，有識者もコミュニティメンバーも対等に，地域へのかかわりの初期段階（問題点・課題の把握）より，課題の抽出，実際の介

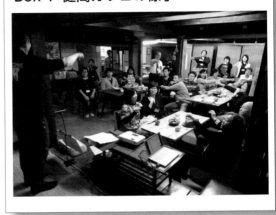

Box 1 健高カフェの様子

入，効果の測定と評価，活動の展開にいたるまでのすべての過程を，コミュニティメンバーと対等な関係をもとに推し進める手法であり，地域にとって本質的で理想的な活動に結び付きやすいと考えた．

2-2．高浜町における地域づくりの実際

そこで，上記2つの概念を含有するような取り組みを，平成27年秋より高浜町で開始した．それが，「けっこう健康！高浜☆わいわいカフェ」（通称「健高カフェ」）である（**Box1**）．これは，地域におけるつながりや絆，団体同士・個人個人の互助共助の醸成をグランドルールに（：ソーシャル・キャピタル），町に関わるあらゆる分野（ヘルスケア関連分野のみならず，まちづくり，政策，教育，商工観光，土木建築なども）のあらゆる立場の者（ヘルスケア関連専門職のみならず，行政，住民および住民団体（町議会，まちづくりネットワーク，NPO，ボランティア団体，公民館長会，老人クラブ，婦人会など）も）が主体的に課題（テーマ）を捻出し，月に1回自由参加で集い，建設的に議論し，紡ぎ出されたアクションプランを関係する部署・団体・個人ができる範囲で実行していくというものである（：CBPR）．平成28年12月までの1年間で，**Box2**に示す通り，健康に直接的／間接的に影響するテーマについて議論され，多くの取り組みが実現して／協議に入っている．実際に取り組みを開始してみての感想として，①参加者同士

Box 2 健高カフェで取り上げられたテーマと取り組み・施策

取り上げられたテーマ	協議に入った取り組み・施策	実現した取り組み・施策
・健康	・海岸リハビリロード整備（健康情報設置）	・無料レンタサイクル
・スポーツ	・病院リハビリ室セミ解放（介護予防事業）	・海岸リハビリロード整備（砂除け）
・野菜	・健康ポイント・ボランティアポイントシステム	・小学校・PTAでの健康授業
・子育て	・健高弁当レシピ開発・販売	・野菜情報SNSページ開設
・独居	・配食サービスの拡大	・生鮮食品出張販売
・産業	・子育て支援　見える化システム	・お一人様（独居者）ランチ会
・ボランティア	・カスタマイズ可能！健康じぶん手帳	・海浜レジャーに特化した産業・医学連携
・認知症	・魚のブランド化と購買摂取促進	・健康器具体験＆譲渡会
・フレイル	・魚のSNSページ開設	・ボランティアと健康に関する情報発信
・食と栄養	・ボランティアの需要供給窓口の一本化	・コミュニティカフェ
・男性	・巡回バスシステム	・オリジナル介護予防体操の開発
・笑い	・セーフティネットの施設間コラボレーション	
・観光	・町内の暮らしのサービスによる見守りシステム	

Box 3 : サポーターの会の活動内容の認識と各種アウトカムとの関連（女性）（年齢，基礎疾患の有無，ヘルスリテラシーで調整）

従属変数	OR	95% CI	p値
かかりつけの有無（有）	2.53	0.87 – 7.39	0.089
毎年の健康受診（有）	1.77	0.96 – 3.25	0.066
健康づくりグループへの参加（有）	6.23	3.54 – 10.97	< 0.001

Box 3 : かかりつけ医の有無と各種アウトカムとの関連（女性）（年齢，治療中の疾患の有無，ヘルスリテラシー，社会的支援，等価所得，世帯人数で調整）

従属変数	OR	95%CI	p value
健診受診（毎年受診）	1.23	0.75–2.00	0.418
多量飲酒習慣（1日2合以上毎日・以外）	0.52	0.16–1.64	0.261
喫煙習慣（非喫煙）	1.68	0.45–6.31	0.443
BMI（25未満）	0.33	0.16–0.69	0.003
高血圧（SBP140mmHg未満かつDBP90mmHg未満）	0.62	0.27–1.40	0.249
LDLコレステロール（140mg/dL未満）	1.75	0.77–3.96	0.183
HbA1c（6%未満）	0.55	0.11–2.64	0.454
ADL（自立）	0.89	0.34–2.35	0.817
IADL（自立）	0.72	0.30–1.73	0.461
主観的健康感（よい）	1.55	0.84–2.87	0.161
うつ（抑うつなし：GDS5点未満）	1.48	0.85–2.59	0.168
過去1年間の入院歴（なし）	0.96	0.45–2.03	0.907
過去1年間の転倒歴（なし）	1.25	0.77–2.05	0.368
過去1年間のインフルエンザ予防接種歴（あり）	2.07	1.30–3.31	0.002
治療中断（なし）	2.50	1.24–5.04	0.011
医療への満足（5点以上）	3.58	2.00–6.41	<0.001
医療への安心（5点以上）	2.83	1.67–4.82	<0.001
医療への信頼（5点以上）	3.68	2.12–6.39	<0.001
幸福度（5点以上）	3.25	1.56–6.77	0.002

がつながり，絆を深めていること，②団体と団体が出会い，同じものを目指している別の活動の統合や協働につながって，地域づくり活動の効率や効果が高まっていること，③地域と地域が統一感のある議論を通して一体となり，まちの将来性を高めていること，を思っている次第である．

■ 3．まとめに代えて～総合診療医への提言

今後の人口構造の予測をみている限り，全国の全自治体において「健康のまちづくり」を考えずに済む自治体はないと感じており，その中でヘルスケア分野にとらわれない超広域な連携が必要になってくるだろう．高浜町でも，「まちに出るほど健康になれるまち」づくりを掲げ，ソーシャル・キャピタルやCBPRを意識した地域志向アプローチを展開しているが，これは，厚労省の提唱する"地域包括ケアシステム"の構築を地域主体に進めていることとも考えており，さらには，内閣府の提唱する"地方創生"や総務省の提唱する"地域力創造"に健康面から関わっていることのようにも感じているところである．そんな中，ヘルスケアの専門職であり比較的地域外ともつながりやすく，"地域志向アプローチ"**をコンピテンシーに持つ総合診療医が果たす役割は決して小さくないと確信している．筆者もこれからが勉強という感覚でいるが，全国各地で社会疫学的視点を持った総合診療医が地域とともに活躍されることを，心より期待したい．

**地域を設定し，そこにある問題点を抽出し，介入，評価，していくことにまつわる，複数の知識や能力の集合的概念．

参考文献

1) Kawachi I, Kennedy BP, Lochner K & Prothrow-Stith D. Social capital, income inequality, and mortality. American Journal of Public Health, 87:1491-98, 1997.
2) Aida J, Kondo K, Kawachi I et al. Does social capital affect the incidence of functional disability in older Japanese? A prospective population-based cohort study. J Epidemiol Community Health, 67:42-47, 2013.

社会疫学の総合診療への応用─JAGES（日本老年学的評価研究）プロジェクトからの示唆

Application of social epidemiology to general practice – Implications from JAGES (Japan Gerontological Evaluation Study) Project

近藤 克則，Katsunori Kondo, MD, PhD

千葉大学 予防医学センター／国立長寿医療研究センター 老年学・社会科学研究センター
Center for Preventive Medical Sciences, Chiba University
Center for Gerontology and Social Science, National Center for Geriatrics and Gerontology
〔〒260-8670 千葉市中央区亥鼻1-8-1〕
E-Mail：kkondo@chiba-u.jp

Recommendation ……………………………………………… 提 言

- Bio-psycho-social モデルの総合診療に応用可能な社会疫学の理論と知見が増えている．JAGES（Japan Gerontological Evaluation Study）プロジェクト[1,2]から得られた知見とそこからの示唆を紹介する．

要旨

　社会疫学の理論と知見は，どのように総合診療に応用可能だろうか．JAGES（Japan Gerontological Evaluation Study，日本老年学的評価研究）プロジェクトから得られた知見とそこからの示唆を紹介する．JAGES では，1）縦断研究によって社会参加や社会サポート・ネットワークを含むソーシャル・キャピタルなど「健康の社会的決定要因（SDH）」の違いが健康格差の背景にあり，2）地域診断をすると地域間に最大6倍もの健康格差がみられ，3）「コミュニティに基礎をおく参加型研究」（CBPR）によってソーシャル・キャピタルを育てることは可能で，要介護認定率を半減させ認知機能低下を3割抑制できることなどを実証してきた．ここから得られる示唆は，1）臨床においては，患者の背景にある SDH を評価し，患者の自己肯定感を育てるエンパワメントや社会資源につなぐことが重要であること，2）地域保健・医療において，地域診断や地域介入は重要であり有効でもあること，3）今後も多様な SDH に対する介入を試み評価を積み重ねる必要があることなどである．

Abstract

How should the theory and implications from social epidemiology be applied to general practice? The author showed some implications based on findings and suggestions from JAGES (Japan Gerontological Evaluation Study) Project. JAGES has demonstrated the following three facts. Namely, 1) by means of longitudinal study, it has become clear that the differences of social determinants of health (SDH) such as social capital such as social participation, and social support networks are the basis of the inequality of health, 2) community diagnosis has shown that inequality in health between communities can be up to six times from lowest to highest, and 3) Community-Based Participatory Research (CBPR) could develop social capital, so that certification of needed long-term care and dementia onset could be declined by more than 30%. The author showed the following three implications. 1) It is necessary in clinical practice to evaluate SDH in the backgrounds of patients, to encourage their self-esteem and also to lead them to empowerment and social resources. 2) Community diagnosis and community intervention are important and also effective in community health and community care. 3) Generalists should try to intervene in a lot of different kinds of SDH in the future and to accumulate their understanding through evaluation.

Keywords：大規模疫学調査，社会サポート・ネットワーク，ソーシャル・キャピタル，地域診断，地域介入
A large-scale epidemiological survey, social support network, social capital, community diagnosis, community intervention

Bio-psycho-socialモデルの総合診療に応用可能な社会疫学の理論と知見が増えている．JAGES (Japan Gerontological Evaluation Study) プロジェクト[1)2)]から得られた知見とそこからの示唆を紹介する．

■ JAGESプロジェクトの概要

JAGESプロジェクトは，健康長寿社会をめざした予防政策や社会疫学に関する学際的な研究プロジェクトである．愛知県下の2市町村で1999年に始まったAGES (Aichi Gerontological Evaluation Study，愛知老年学的評価研究) プロジェクトから，2010年以降全国30超の市町村との共同研究に発展した．

2010年には31市町村の約11万人，2013年には30市町村の要介護認定を受けていない約14万人の高齢者から回答を得た (回収率66.3〜70.8％)．2016年には，39市町村において約20万人の高齢者から回答を得ている．

それらのデータを活用し，1) 横断分析による健康格差の実態[3)]や，2) 追跡データとして市町村が持つ要介護認定と死亡情報，あるいは (J) AGES調査データを結合した縦断研究による健康格差の生成プロセスの解明，3) 市町村間や小学校区間の比較などによる地域マネジメント支援システムJAGES HEART (Health Equity Assessment and Response Tool，健康の公平性評価・対応ツール) の開発，4) 愛知県武豊町などにおける地域介入研究や，5) 東日本大震災の被災者研究にも取り組んできた．

■ 健康格差とSDH

まず横断分析によって，所得階層や教育年数，都市と農村間に，最大で7倍の健康格差が見られることを報告した[3)]．その後の縦断研究によって「逆の因果関係」(■用語解説) を排除しても，社会参加や社会サポート・ネットワークを含むソーシャル・キャピタルなどが「健康の社会的決定要因 (social determinants of health : SDH)」であり，それらが健康格差の背景にあることを明らかにしてきた．

ソーシャル・キャピタルとは「人々のつながり (ネットワーク) やグループの一員であることの結果，人々によってアクセスされる資源」[4)]のことである．

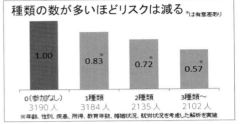

例えば，Box 1に示すようにスポーツや趣味などの会に参加するほど要介護リスクは低く，3種類以上では43％も低下する[5)]．役割を持って参加している者では一般参加者よりも死亡率は12％低く[6)]，特に男性ではうつ発症リスクは7分の1であった[7)]．

死亡のリスクは，友人と月1回以上会う人に比べて，友人とめったに会わない男性で1.30倍，友人を持たない女性で1.81倍も高い[8)]．一人暮らしの男性が一人で食事をしていると2.7倍うつになりやすい[9)]．また子ども期の社会経済状況が周りに比べ低かったと回答した者では，高齢期のうつの新規発症確率が1.3倍に増え[10)]，幼いころ虐待をうけたと回答した者では高齢期に歯を失うリスクが14％高かった[11)]．

逆に言えば，小児期や高齢期のSDHを良い状態にすれば，高齢期のうつや歯の喪失，要介護・死亡リスクなどを抑制できる可能性が示された．

■ 地域診断による地域間格差の「見える化」

多数の市町村で，同じ調査方法で収集したデータから健康指標を算出し比較して地域診断をした．すると，市町村間あるいは同じ市内の小学校区などの小地域間に，最大で6倍もの健康格差が見られた．

例えば，Box 2は，「歯がほとんどない」と回答した前期高齢者の割合を29市町村間で比較したもので，約3〜19％と約6倍の格差を認める．その他にも，うつで市町村間に1.7倍 (21.5〜36.2％)[12)]，転倒歴で小学校区間に4倍 (7.4〜31.1％)[13)]

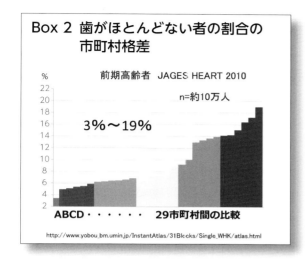
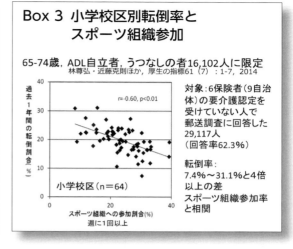

食事の用意や買い物といった手段的日常生活活動（IADL）低下者割合は市区町村間に2.9倍（7.9〜23.2％）[14]，要介護認定率で4.7倍（1.47〜6.91％）[15]の格差が前期高齢者に限定しても見られた．

これらはいずれも，社会サポートや趣味やスポーツの会参加割合などと負の相関を示し，ソーシャル・キャピタルが豊かな地域ほど不健康な者の割合が小さかった．例えば，Box 3に一例を示すように，縦軸の過去一年間の転倒割合は，横軸に示すスポーツ組織への参加割合が高い小学校区で小さい．つまり，地域間格差の一部を，ソーシャル・キャピタルなど健康の社会的決定要因で説明できることを意味している．

そこで，現状の「見える化」から地域課題の設定，手がかりの発見，実践，効果検証などのマネジメントプロセスを支援するJAGES HEARTを開発してきた．詳しくは，拙著[16]を参照されたい．

■ ソーシャル・キャピタル育成で要介護認定率は半減

紹介したような観察研究だけでは，臨床実践や市町村の事業や政策に応用した時に効果がみられる保障はない．なぜならば介入することで，ソーシャル・キャピタルを豊かにすることができるとは限らず，第3の因子（■用語解説）を見落としている場合，ソーシャル・キャピタルが豊かになっても，健康指標の改善は得られないからである．

そこで，武豊町（人口約4.2万人，高齢化率約23％）と共同して，ボランティアを育成し「憩いのサロン」と呼ばれる交流拠点を増やすCBPR（Community-Based Participatory Research, コミュニティに基礎をおく参加型研究）を行った．その結果，高齢者人口の約1割が参加するようになり，参加者においてソーシャル・サポート・ネットワークや社会参加が促されるなどの変化が確認できた．追跡した結果，Box 4に示すように非参加群に比べ参加群において5年間の要介護認定率は半減し，7年間に認知機能が低下した者も3割減少した．

つまりソーシャル・キャピタルを育てることは可能で，要介護認定や認知機能低下を3割以上抑制できることなどが実証された[16]．

■ 総合診療医への示唆

上述したようなJAGESプロジェクトの研究成果から，次のような示唆を提示できる[17]．

第1に，臨床においては，患者の背景にあるSDHを評価し，患者をエンパワメントし社会資源につなぐことが重要である[18]．非医学的な問題の相談にのり自己肯定感を高める支援は診療場面でもできる[19]．患者会や家族会につなぐことで，孤立や不安の緩和をすることができ，似た立場の者同士など非専門職によるものであっても社会的サポートでうつなどの改善が見られると報告されている[20]．すでに海外では，貧困や社会的孤立を発見するための問診表の開発や，課題が見つかった患者をコミュニティの非医療的なサポート資源につなぐ'Social prescribing（社会的処方）[21]が行われている．経済面に問題があればソーシャル・ワーカーにつなぎ，孤立が問題であれば地域の趣味の会やスポーツ施設，地域活動につないだりして効果検証も進められている．例えば，運動する通いの場に繋げる群と短い記載情報を渡すだけの群に分け12か月後に1週間の身体活動時間を比較した無作為化対照比較研究によれば，介入群724人で200分に対し対照群755人では165分で，冠動脈リスクあり群では有意に運動時間が長かったなどと報告されている[22]．

第2に，地域診断や地域介入など地域における予防への関与の重要性である．紹介したように地域間格差が大きいということは，地域によって健康課題が異なること，それをもたらす要因が個人よりも地域にあることを示唆する．それを解明し，介入によって地域の健康水準を向上させることを望む総合診療医は，地域診断や地域介入に取り組むべきである．武豊プロジェクトによって，地域のソーシャル・キャピタルを豊かにすることは可能であり，それが介護予防に有効であることも検証されたのだから．

第3に，学会や専門職団体などを通じ健康に望ましくないSDH対策の必要性を社会に伝え（advocate），できることに着手することである．世界医師会[23]や米国小児科学会[24]などが声明を出し，WHOが提唱した医療機関や医療サービスによるHealth Promoting Hospitals and Health services (HPH)の取り組みは，日本のHPHネットワーク(J-HPH：https://www.hphnet.jp/）結成に至っている．プライマリ連合学会もSDH検討委員会を設置した．これらの取り組みに参加する総合診療医が増えることも重要だろう．

第4に，今後もSDHに対する多様な介入を試み，その効果評価を積み重ねる必要がある．英国のsocial prescribingについても評価が今後の課題として指摘されている．SDH対策は始まったばかりで，より有効な方法を探ることが必要な段階である．国によって，SDHも異なるため，日本における有効な方法は，日本で研究される必要がある．JAGESプロジェクトには，総合診療医の参加が増えている．手続きを踏めばデータ利用できるので，データを活用してbio-psycho-socialモデルの重要性を検証したり，JAGESに参加する他の市町村を対照群とした地域介入研究が可能となる．

多くの総合診療医が，これらの取り組みに参加してくれることを願っている．

■ 用語解説

逆の因果関係

想定する因果関係とは逆の（健康状態が社会的状況の違いをもたらす）因果関係を指す．横断分析では，両方向の因果関係が混在し区別できない．健康な者だけを対象に縦断分析すると逆の因果関係を排除できる

第3の因子

第1因子が先行し，後に第2因子が観察された場合でも，真の原因（第3因子）である例えば遺伝子を見落としているかもしれない．遺伝子が人付き合いの良さと健康の両方の決定要因なら，ソーシャル・キャピタルと健康の関連が観察されうる．

参考文献

1) Kondo K. Progress in Aging Epidemiology in Japan: The JAGES Project. J Epidemiol. 2016;26(7):331-6.
2) JAGES project. 日本老年学的評価研究 [Available from: https://www.jages.net/.
3) 近藤克則, 編. 検証『健康格差社会』－介護予防に向けた社会疫学的大規模調査：医学書院；2007.
4) Berkman LF, Kawachi I. Social capital, social cohesion, and health. In: Berkman LF, Kawachi I, Glymour MM, editors. Social epidemiology. New York: Oxford University Press; 2014. p. 290-319.
5) Kanamori S, Kai Y, Aida J, et al. Social participation and the prevention of functional disability in older Japanese: the JAGES cohort study. PLoS One. 2014;9(6):e99638.
6) Ishikawa Y, Kondo N, Kondo K, et al. Social participation and mortality: does social position in civic groups matter? BMC Public Health. 2016;16(1):394.
7) Daisuke Takagi, Kastunori Kondo, Ichiro Kawachi. Social participation and mental health: moderating effects of gender, social role and rurality. BMC Public Health. 2013;13(1):701.
8) Jun Aida, Katsunori Kondo, Hiroshi Hirai, et al. Assessing the association between all-cause mortality and multiple aspects of individual social capital among the older Japanese. BMC Public Health. 2011;11:499.
9) Tani Y, Sasaki Y, Haseda M, et al. Eating alone and depression in older men and women by cohabitation status: The JAGES longitudinal survey. Age Ageing. 2015;44(6):1019-26.
10) Tani Y, Fujiwara T, Kondo N, et al. Childhood Socioeconomic Status and Onset of Depression among Japanese Older Adults: The JAGES Prospective Cohort Study. Am J Geriatr Psychiatry. 2016;24(9):717-26.
11) Matsuyama Y, Fujiwara T, Aida J, et al. Experience of childhood abuse and later number of remaining teeth in older Japanese: a life-course study from Japan Gerontological Evaluation Study project. Community Dent Oral Epidemiol. 2016:n/a-n/a.
12) 佐々木由理, 宮國康弘, 谷友香子, 他. 高齢者うつの地域診断指標としての社会的サポートの可能性 －2013年日本老年学的評価研究（JAGES）より－. 老年精神医学雑誌. 2015;26(9):1019-27.
13) 林尊弘, 近藤克則, 山田実, 他. 転倒者が少ない地域はあるか 地域間格差と関連要因の検討 JAGESプロジェクト. 厚生の指標. 2014;61(7):1-7.
14) 加藤清人, 近藤克則, 竹田徳則, 他. 手段的日常生活活動低下者割合の市町村間格差は存在するのか － JAGESプロジェクト －. 作業療法. 2015;34(5):541-54.
15) 伊藤大介, 近藤克則. 要支援・介護認定率とソーシャル・キャピタル指標としての地域組織への参加割合の関連－JAGESプロジェクトによる介護保険者単位の分析－. 社会福祉学. 2013;54(2):56-69.
16) 近藤克則. 第14章 ポピュレーション戦略の具体化. 健康格差社会への処方箋：医学書院；2017. p. 194-215.
17) 亀田義人, 近藤克則. 医療機関における社会的弱者対策の現状と課題. 治療. 2017;99(1):28-32.
18) 近藤克則. 健康と心理・社会的因子. 臨床医マニュアル編集委員会, 編. 臨床医マニュアル 第5版：医歯薬出版出版；2016. p. 10-5.
19) 和田浩. 子どもの貧困. 日本小児科医会会報. 2016;52:153-5.
20) Pfeiffer PN, Heisler M, Piette JD, et al. Efficacy of peer support interventions for depression: a meta-analysis. Gen Hosp Psychiatry. 2011;33(1):29-36.
21) Thomson LJ, Camic PM, Chatterjee HJ. Social Prescribing: A review of community referral schemes. London: University College London; 2015.
22) Murphy SM, Edwards RT, Williams N, et al. An evaluation of the effectiveness and cost effectiveness of the National Exercise Referral Scheme in Wales, UK: a randomised controlled trial of a public health policy initiative. J Epidemiol Community Health. 2012;66(8):745-53.
23) World Medical Association. WMA Statement on Inequalities in Health. 2009.
24) Council On Community Pediatrics. Poverty and Child Health in the United States. Pediatrics. 2016;137(4).

高齢者による次世代支援ボランティアプロジェクト REPRINTS

REPRINTS: A project of elderly volunteers supporting the future generation

高橋 知也(博士・学術), 藤原 佳典(医学博士),
Tomoya TAKAHASHI PhD, Yoshinori FUJIWARA MD, PhD

東京都健康長寿医療センター研究所 社会参加と地域保健研究チーム
Research Team for Social Participation and Community Health, Tokyo Metropolitan Institute of Gerontology
〔〒173-0015 東京都板橋区栄町35-2〕
E-Mail：ttkhs@tmig.or.jp

Recommendation ……………………………………… 提 言

- 生活機能の維持に関して,「社会的役割」や「知的能動性」に関わる能力の低下が「手段的自立」障害の予知因子となっている.
- 高齢者のボランティア活動を「社会的役割」のひとつと位置づけた高齢者の地域保健事業が推奨される.
- 一見,活動的で健康そのもののように見えるシニアボランティアであっても,多くの場合,何らかの健康課題に直面している.
- かかりつけ医などの総合診療医による指導・支援の結果として,高齢者はいわゆる「一病息災」を実現している可能性がある.
- かかりつけ医は高齢者による「社会貢献への参画」を日常生活における非薬物介入の一つととらえ,その活動継続を支援されたい.

要旨

社会格差・健康格差の是正策の一つとして世代間交流によるソーシャルキャピタル(SC)醸成が期待される. そこで我々は,2004年より高齢者による次世代支援型ボランティアプログラム"REPRINTS"を展開してきた. 現在,13地域で総勢約400名の高齢者が地元の小学校等を週1日程度訪問し,絵本の読み聞かせを通した交流を継続している. 最長7年間の介入から高齢者ボランティアの心身機能に有意な改善がみられた. また当該活動が子どものシニアイメージや,保護者のシニアボランティアに対する評価の高まりを導くことも示された. ボランティアによる持続的介入は,長期的な多世代交流を可能にする好循環をもたらし,ひいては地域のSCを醸成しうる可能性がある. 他方,高齢者ボランティアの中には,いわゆる「一病息災」の状態で活動を続ける者も多い. かかりつけ医は高齢者にとって社会貢献への参画を日常生活における非薬物介入の一つととらえ,その活動継続を支援されたい.

Abstract

Promoting social capital through intergenerational exchange is expected as a strategy to rectify socioeconomic and health-related disparities. Therefore, we have developed a project to support the future generation, "REPRINTS" since 2004. About four hundred elderly volunteers currently visit local elementary schools, kindergartens, and so on, once a week to read picture books to children in 13 cities in Japan today. Intervention for seven years at the most showed significant effects on physical and psychological functions of the elderly volunteers. Also, both the emotional image of older adults among the children and the evaluation for REPRINTS volunteers among the parents significantly improved. Continuous intervention of volunteers seems to improve the relationship among the three generations and social capital in their community. However, some elderly volunteers continue to participate in their work while responding to their sickness. General practitioners are expected to recommend the elderly to engage in social contribution activities as a non-pharmacological therapy as well as to support them to continue volunteering.

Keywords：世代間交流 (intergenerational exchange), ソーシャルキャピタル (social capital), 高齢者ボランティア (elderly volunteers), 持続的介入 (continuous intervention), 多世代共生社会 (a multigenerational and inclusive society)

■ はじめに

急速に少子高齢化が進むわが国においては，高齢者の社会活動をいかにして社会全体の活性化につなげるかが問われている．1990年代初頭から欧米ではシニア世代に潜在する生産的な側面をproductivity[1]と呼び，シニア世代の望ましい老いの姿であるsuccessful aging[2]の必要条件の一つとして位置づけてきた．その中で，有償労働や無償労働とともにボランティア活動がproductivityを構成する社会活動の一つとして重視されている．

筆者らは都市部および農村部に在住する自立高齢者の6〜8年間の追跡研究を通じ，successful agingの条件といえる生活機能の維持に関して，「社会的役割」や「知的能動性」に関わる能力の低下が「手段的自立」障害の予知因子であることを報告してきた[3,4]．換言すれば，社会的役割と知的能動性を伴う社会活動を行うことが介護予防に寄与する可能性が示唆されたともいえよう．

筆者らはこの仮説をもとに，高齢者によるボランティア活動を社会的役割のひとつと位置づけ，推奨してきた．また海外の研究を概観したところ，ボランティア活動に参加することで心身の健康度が高まる可能性があるとみられているものの，そのメカニズムに関しては未解明の点が多いことがわかった[5]．同様に，高齢者ボランティア活動のプログラムを考案・実装し，健康に及ぼす影響を検証するための介入研究も極めて少ないという実情もみえてきた．

そこで筆者らは，ボランティア活動として「世代間交流・次世代支援」をコンセプトとしたプログラム"REPRINTS"（後述）を考案した．以下にその理由を述べたい．

第一の理由として，世代間交流の要素を含むボランティア活動を通じ，高齢者に潜在する「generativity（ジェネラティビティ）」[6]，すなわち「個人を超えて次世代を支援し，責任を果たそうとする意思」を呼び戻せるのではないかと期待したからである．

第二の理由として，少子・高齢化が進行する我が国が抱える根幹的な課題がある．近年，社会保障費の増大とともに若年層における雇用の不安定さが深刻化している．医療・介護費や年金といった高齢者施策を支えるための若年層の負担が大きくなる中で，高齢者が自己の利益のみを追求するアドボカシー活動を活発化させることは，公共政策において世代間対立を導きかねない．筆者らは，高齢者が健康や社会経済的側面での最大多数の弱者となり得ると同時に，就労やボランティアといった有償・無償の社会貢献の担い手となる可能性を持っているとの確信から，「地域における世代間の共生・共益」と「持続可能な地域社会の実現」，その両全をねらいとするパイロット事業を導入・展開するに至った．

■ 米国における教育環境の劣化と『Experience Corps®』の導入

米国では1980年代に入って片親世帯が倍増し，働く親の数が増える一方で子どもとすごす時間は短縮されてきた．また，親の役割を補完すべき地域と学校という二つの資源も，子どもの日常生活から疎遠になった．1980年代後半以降，米国全体で地域でのボランティア活動従事者は5％低下し[7]，公立学校の年間予算が削減されたことでカウンセリング，教育カリキュラム，課外活動は縮小した．翻って生徒総数は増加したために，教室内におけるマンパワーの不足は年々深刻化した[7]．

そこでFriedらは，公立小学校において地元の高齢者が児童の読み書きや計算など基礎学習のサポートを行う世代間交流型ボランティアプログラム『Experience Corps®』[8]の導入による介入研究を開始した．Experience Corps®は低所得層が多く居住するインナーシティに住む子どもと，彼らの通う公立小学校のため高齢者の時間，能力そして技術を活用することを目指して考案された．6ヶ月間の準備期間を経て，18ヶ月間のパイロット事業が1995年からフィラデルフィア，ニューヨークをはじめとする5つの都市，全12校において開始された．その後1999年からは，ボルティモア市内でも4〜8ヶ月間のパイロット事業が開始された．

プログラム導入の結果，60〜86歳の参加者128

名の健康度自己評価や手段的自立（IADL），知的能動性および歩行能力の改善のみならず，受け入れ校における児童の基礎学力テストの成績の向上，ひいては生活態度にも改善がみられたことが報告されるなど，その有効性を示すエビデンスが示されている．

■ わが国における 世代間交流型介入研究『REPRINTS』の取り組み
1) プログラムの開発

筆者らは Experience Corps® の取り組みを先進的な事例として注目していたが，米国のボランティア活動は宗教や人種による影響が極めて大きいとされるのに対し，わが国のボランティア活動は地縁や社会教育的影響が強いとされる．そのため，社会・文化的な背景の異なるわが国において米国での知見をそのまま適用できるかという点で，事前にプログラムの詳細と実態の把握を行う必要があった．

そこで筆者らは，ボルティモアにおけるExperience Corps® の取り組みを現地調査し，日米のシニアボランティアと公教育の事情を比較検討した上で，当該プログラムのわが国への応用を試みた[9]．導入にあたりプログラムの基本コンセプトは Experience Corps® を参照し，「シニア世代による世代間交流を通した社会貢献，生涯学習およびグループ活動」とした．プログラムの主たる枠組みは，Experience Corps® が基礎学力向上に向けた授業サポートであるのに対して，筆者らは学校のニーズと高齢者の興味，モデルとしての実行可能性・継続性を考慮し，子どもへの絵本の読み聞かせ活動とした（**Box 1**）．

2) プログラムの展開と高齢者ボランティアへの効果

以上の段階を経て，筆者らは 2004 年より介入研究『REPRINTS（Research of Productivity by Intergenerational Sympathy）』を開始した[9]．対象地域は東京都心部（東京都中央区），首都圏住宅地（川崎市多摩区）および地方小都市（滋賀県長浜市）の 3 地域とし，一般公募による 60 歳以上のボランティア群 67 名と，基本属性および身体・社会活動性の類似した対照群 74 名に対してベースライン調査を行った．ボランティア群は 3 ヶ月間（週 1 回，各 2 時間）のボランティア養成セミナーを修了後に 6～10 名単位のグループに分かれ，地域の公立小学校や幼稚園などへの定期的な訪問・交流活動を開始した．

9 ヵ月後に実施した第二回調査の結果，活動を継続した 56 名において 孫や近隣以外の子どもとの交流頻度，および近隣以外の友人・知人の数が対照群に比べて有意に増加した．またボランティア群は対照群に比べて友人・近隣の人へのサポート提供の程度，地域への愛着と誇り，健康度自己評価および握力において有意な改善または低下の抑制がみられ，部分的ではあるが Experience Corps® の知見を REPRINTS プログラムにおいても確認することができた．さらに介入・対照群ともサンプルサイズを補強し，最長で 7 年間の追跡調査を行った結果，ソーシャルネットワーク[10,11]，ストレス対処能力[12]，動態バランス力[11]において，ロングスパンでの介入効果が認められた．

また，REPRINTS ボランティアとしての 1 年間の活動による対象児童の高齢者イメージの変化について検証した結果，一般に児童期では「成長とともに低下する」とされる高齢者イメージが，REPRINTS ボランティアとの交流頻度が高い児童では 1 年後も肯定的な状態を維持しうることが示された[13]．さらに REPRINTS ボランティアの活動に対する保護者からの評価についても検討した結果，活動後における評価は児童の学年を問わず高まったことが示された[14]．

以上の一連の研究から，REPRINTS プログラムによる高齢者ボランティアと児童の互恵的効果が検証されたことに加え，当該プログラムが児童を媒介として，高齢者と保護者世代にまたがる三世代の信頼感の構築に寄与する可能性が示唆された．

インプット	**ボランティアのトレーニング** - 3ヶ月間毎週開催されるボランティア養成セミナー(絵本の選び方や読み方の技術など) **ボランティアの配置** - ボランティアとして学校を訪問するため小グループに分かれる

活動	**絵本読み聞かせの実施** - 定期的な学校への訪問(活動形態は学校により異なる) **教師や学校スタッフとのミーティング** - 学校での活動方法についての話し合い - 児童についての情報交換 **定期的なミーティングやトレーニング** - 絵本読み聞かせ活動前後でのグループ内での定期的なミーティング - 情報共有のためのグループ間の集まり - 定期的なトレーニングセミナー

短期的アウトカム	**シニアボランティア** - 機能の維持向上(身体機能、心理機能、認知機能、社会機能 [ソーシャル・ネットワーク、ソーシャル・サポート、信頼、規範、集団における効力])	**児童** - 高齢者への尊敬と感謝 - シニアボランティアとの関わり - 集中力の向上 - 活字離れの防止
	保護者 - 高齢者への尊敬と感謝 - PTA等の学校支援活動への負担軽減	**教師** - 高齢者への尊敬と感謝 - 高齢者(学校外部者)からの刺激 - 地域資源との協働

個人レベルのソーシャル・キャピタルの醸成

中間的アウトカム

世代間交流の促進/地域についての理解促進

長期的アウトカム

地域レベルのソーシャル・キャピタルの醸成

ゴール

安全/健康長寿な社会

引用:村山洋史、近藤克則、藤原佳典:第9章.「健康長寿を目指したソーシャル・キャピタル介入」イチロー・カワチ編、高尾総司編、監訳、S. V. スブラマニアン編、近藤克則・白井こころ・近藤尚己監訳:『ソーシャル・キャピタルと健康政策』東京:日本評論社;2013

■ 高齢者ボランティアの限界とかかりつけ医への期待

現在，REPRINTSボランティアは全国13自治体で約400名を数えるまでになっており，地域の小学校や保育園などを週1日程度訪問し，絵本の読み聞かせを通した交流を継続している．このように，活動的で健康そのものに見えるREPRINTSボランティアであるが，80才，さらには90歳を超えて活動する高齢者も含まれる以上，健康に関する課題に直面する高齢者も必ず存在する．REPRINTSプログラムがもたらす心身機能低下の抑制効果は実証されてきたが，生活習慣病をはじめとする慢性疾患や急性疾患，あるいは家族の看病や介護への対応は別の問題として存在する．

筆者らがボランティア140人を対象に，約2年半にわたって読み聞かせ活動を追跡したところ，活動開始1年半時点での継続状況調査において調査を辞退した25名のうち，15名が生活習慣病に起因する体調不良，もしくは家族の看病・介護のため退会したことが明らかになった．また次の1年間でも，12名が同様の理由のため退会した．この結果は，高齢者にとってボランティア活動を継続することが容易ではないことを改めて示す結果であったといえる．他方，高い心身機能を維持し7年間ボランティア活動を継続した人であっても，そのうちおよそ半数は月1回以上通院・服薬を行っており，5%は年1回以上の入院経験を持つことが明らかになった．このように地域で活躍する高齢者の中には，かかりつけ医などの総合診療医の指導・支援により，いわゆる「一病息災」の状態を維持しながら活動を続けている者も少なくない可能性が考えられる．

以上に鑑みれば，かかりつけ医が社会疫学介入の重要なキーパーソンであることは自明であろう．かかりつけ医は高齢者による「社会貢献への参画」を日常生活における非薬物介入の一つととらえ，今後も活動の継続を支援されたい．

参考文献

1) Morrow-Howell N, Hinterlong J, Sherraden M,eds. Productive Aging: Concepts and Challenges. Baltimore, Maryland: The Johns Hopkins University Press, 2001.
プロダクティブ・エイジング(生産的な老い)の概念と実態について解説している.

2) Rowe JW, Kahn RL. Successful aging. Gerontologist 1997;37:433-40.1.
サクセスフル・エイジング(上手に老いること)についての概念と実態について解説している.

3) Fujiwara Y, Shinkai S, Watanabe S, et al. Longitudinal changes in higher-level functional capacity of an older population living in a Japanese urban community. Arch Gerontol Geriatr 2003; 36: 141-153.
都市部高齢者の8年間の追跡を通じて生活機能の維持に関して「社会的役割」や「知的能動性」に関わる能力低下が「手段的自立」障害の予知因子であることを報告した.

4) Fujiwara Y, Shinkai S, Kumagai S, et al. Changes in higher-level functional capacity in Japanese urban and rural community older populations: 6 year prospective study. Geriatr. Gerontol. Int 2003; 3: 63-68.
都市部および農村部高齢者の6年間の追跡研究により「社会的役割」や「知的能動性」に関わる能力の低下が「手段的自立」障害の予知因子であることを報告した.

5) 藤原佳典,杉原陽子,新開省二. ボランティア活動が高齢者の心身の健康に及ぼす影響-地域保健福祉における高齢者ボランティアの意義-. 日本公衆衛生雑誌 2005;52:293-307.
北米の高齢者のボランティア活動と健康について先行研究をレビューした.

6) Glass TA, Freedman M, Carlson MC, et al. 2004; Experience Corps: Design of an intergenerational program to boost social capital and promote the health of an aging society. 2004; 81:94-105
米国の高齢者ボランティアによる学校支援活動 Experience Corps の取り組みを紹介している.

7) Freedman M, Fried LP. Launching Experience Corps: Findings from a 2-year pilot project mobilizing older Americans to help inner-city elementary schools. Oakland, CA: Civic Ventures; January 1999.
米国の高齢者ボランティアによる学校支援活動 Experience Corps の背景とパイロット研究について解説している.

8) Fried LP, Carlson MC, Freedman M, et al. A social model for health promotion for an aging population: initial evidence on the Experience Corps model. J Urban Health. 2004; 81:64-78.
米国の高齢者ボランティアによる学校支援活動 Experience Corps の初期の効果について解説している.

9) 藤原佳典,西真理子,渡辺直紀,他 都市部高齢者による世代間交流型ヘルスプロモーションプログラム"REPRINTS"の1年間の歩みと短期的効果―. 日本公衆衛生雑誌 2006;53:702-14.
日本の高齢者ボランティアによる学校支援活動 REPRINTS のデザインと初期9か月間のボランティア自身への影響について解説した.

10) Fujiwara Y, Sakuma N, Ohba H, et al. Intergenerational health promotion program for older adults "REPRINTS": the experience and its 21 months effects. Journal of Intergenerational Relationship 2009; 7:17-39.
日本の高齢者ボランティアによる21か月間の学校支援活動 REPRINTS がボランティア自身へ及ぼす影響について解説した.

11) Sakurai R, Yasunaga M, Murayama Y, et al. Long-term effects of an intergenerational program on functional capacity in older adults: results from a seven-year follow-up of the REPRINTS study. Archives of Gerontology and Geriatrics, 2016; 64: 13–20.
日本の高齢者ボランティアによる7年間の学校支援活動 REPRINTS がボランティア自身へ及ぼす影響について解説している.

12) Yasunaga M, Murayama Y, Takahashi T, et al. The multiple impacts of an intergenerational program in Japan: Evidence from the REPRINTS Project. Geriatrics Gerontology International, 2016;16 (Suppl 1):98-109
REPRINTS プロジェクトを例として、世代間交流事業の多面的な効果について概観している.

13) 藤原佳典,渡辺直紀,西真理子,他. 児童の高齢者イメージに影響をおよぼす要因. "REPRINTS"ボランティアとの交流頻度の多寡による推移分析から. 日本公衆衛生雑誌 2007; 54: 615-625.
日本の高齢者ボランティアによる学校支援活動 REPRINTS の子供への影響について解説した.

14) 藤原佳典,渡辺直紀,西真理子他.高齢者による学校支援ボランティア活動の保護者への波及効果―世代間交流型ヘルスプロモーションプログラム"REPRINTS"から―. 日本公衆衛生雑誌 2010 ;57: 458-466.
日本の高齢者ボランティアによる学校支援活動 REPRINTS の保護者への影響について解説した.

15) 日本財団子どもの貧困対策チーム徹底調査. 子供の貧困が日本を滅ぼす-社会的損失40兆円の衝撃. 東京：文藝春秋 ;2016
近年の日本の子どもにおける貧困の実態とその将来への影響について解説している.

コミュニティデザインと社会疫学

Community Design and Social Epidemiology

山崎 亮（コミュニティデザイナー，工学博士）
Ryo Yamazaki, Community Designer, PhD (Engineering)
studio-L

〔〒564-0051　大阪府吹田市豊津町 16-5 汐田ビル 402〕
E-Mail：info@studio-l.org

Recommendation ………………………………………… 提 言

- 「建築や都市計画」と「保健や公衆衛生」は，地域に住む人たちの健康で幸せな生活を実現する技術という点で同じ目的を目指しているといえる．それが近代化の過程でハードとソフトに分断され，長く協働しにくい状態が続いてきた．しかし近年，「建築や都市計画」から派生したコミュニティデザインと，「保健や公衆衛生」から展開した社会疫学は，ますます近い領域で活動することになってきている．今こそ，近代化 100 年間の分断を経て両者が協働すべき時代が来ているといえるのではないだろうか．

要旨

　コミュニティデザインとは，デザインの力を使って地域に住む人たちが自分たちの地域を元気にすることを支援する技術のことを意味する．この技術は建築や都市計画の分野から生まれた．一方，建築や都市計画の分野は，100 年前の保健や公衆衛生の分野から生まれたともいえる．ところが，両者は 100 年間ほとんど協働関係にないまま，それぞれの分野を深めてきた．その結果，建築や都市計画はコミュニティデザインを生み出し，保健や公衆衛生は社会疫学へと展開した．コミュニティデザインと社会疫学は，かなり近い領域を違う手法で取り扱っているといえよう．今後，両者のさらなる協働が期待される．

Abstract

　Community Design is a technique that helps members of a community to revive their own local community through the power of design. This technique originally comes from architecture and the urban planning sector. Yet, architecture and urban planning goals aligned with hygiene and the public health sector about 100 years ago. However both urban planning and public health did not use to work together but specialised in their expertise separately. As a result of this, architecture and urban planning have now produced what we call Community Design and hygiene and public health have developed into social epidemiology. I believe that Community Design and social epidemiology are dealing with similar kinds of issues albeit in two different ways. It is therefore hoped that both sides will work more closely together in the future.

Keywords： コミュニティデザイン，社会疫学，公衆衛生，理性と感性
Community Design, Social Epidemiology, Public Health, Sense and Sensibility

■ 1）コミュニティデザインとは

自分の仕事をコミュニティデザインと呼んでいる．コミュニティデザインとは，デザインの力を使って，地域に住む人たちが自分たちの力で地域を元気にすることを支援する技術である．技術としては，**コミュニティオーガニゼーション***や**コミュニティエンパワメント***に近い．ただし，我々のアプローチは「デザインの力を使う」という点が特徴的なのではないかと考えている．地域の人たちは理性だけで動くわけではない．そこに感性も備わっていなければ，プロジェクトは多くの賛同を得られないし，持続可能にならないことが多い．いわば，「正しい」だけでなく，「楽しい」「美しい」「美味しい」「気持ちいい」「かわいい」という感性的な要素も必要となる．だからこそ，「オーガニゼーション」や「エンパワメント」ではなく，コミュニティ「デザイン」という言葉を用いたのである．

コミュニティデザインは，建築や都市計画の分野から生まれた．私自身が都市計画を学び，建築設計事務所で修行したという経緯があるのだが，さらに歴史を遡ると1970年代くらいからコミュニティデザインという言葉が使われていることがわかる．公園や集会所をつくる際，地域に住む人たちが集まって「どんな空間をつくるべきか」「そこで何をしたいか」などを話し合うワークショップを繰り返す．ここで出た意見を集約して，コミュニティデザイナーが空間を設計する．そうすれば，できあがった空間は地域の人たちから愛され，使われることになる．さらには維持管理にも関わってくれることがある．こうした取り組みが評価され，1970年代のアメリカには80ヶ所以上のコミュニティデザインセンターが生まれた．その後，1980年代の不況時に多くのコミュニティデザインセンターは閉鎖されたものの，その手法は1990年代に洗練され，日本にも導入されることとなった．

ところが2000年以降，日本の総人口が減り始めた．人口が減れば一人あたりの公園面積は自動的に増える．集会所も使い手が減る．そうなると，新たな公園や集会所を住民参加型で整備する機会は減少する．私がコミュニティデザインの仕事を始めたのは，ちょうどその頃である．新築の公共施設が整備されないのであれば，空間をつくるために地域の人々が話し合うのではなく，地域の課題を解決するために話し合う機会をつくればいいのではないか．そう考えて，新時代のコミュニティデザインを開始した．つまり，空間をつくるわけではないけれども地域の人たちに集まってもらい，自分たちの地域の課題を知ってもらい，それを解決するための活動を生み出してもらう．さらに，その活動を継続するための仕組みをつくり，組織をつくり，長い時間をかけて地域を少しずつ改善していく．つまり，人口減少時代は「空間をつくらないコミュニティデザイン」もまた必要になると考えたのである．

■ 2）理性と感性のバランスが大切

地域の人たちが集まって話をすると，課題として必ず挙がるのが「健康」や「高齢化」についての話題である．したがって，我々もそうしたプロジェクトに携わることが多い．

秋田市では元気な高齢者がなぜ元気なのかを地域の若者たちと一緒に探り，その結果を美術館で展覧会として周知し，さらに元気な高齢者と若者とが一緒に取り組むプロジェクトを立ち上げ，年の差のある友人を持つきっかけをつくりだしている．

こうしたプロジェクトを進める際，まずは若者を集める必要があるのだが，プロジェクトが「正しい」だけでは若い人が集まらない．瑣末なことかもしれないが，配布するチラシのデザインが可愛いこと，ウェブサイトが美しいこと，展覧会が美術館で行われること，展示内容がわかりやすく楽しいものであることなどが重要になる．関わっているうちに，若い人たちのチームがどんどんワクワクしてくること，主体性を持ってプロジェクトを推進し始めることなどが大切である．そのうえで，元気な高齢者との関わり方を学び，自分たちの人生を考えるきっかけをつくりだし，楽しいと思える活動を自らが生み出すように導く必要がある．

一方，元気な高齢者もまた，10歳以上年下の友達が増えること，毎日飽きずに続けられることがあることなどが健康で幸せな人生にとって重要な要素であることを理解し，それを周囲の高齢者に伝えるようになる．また，それを伝えやすくする冊子をつくって配布すると，高齢者も若者もその冊子を自分たちの活動の成果としてうまく使いこなすようになる．

以上のように，プロジェクトのなかに人と人とのつながりを生み出すこと，生み出したつながりが活動を展開すること，随所に感性を刺激する要素を用意すること，つながった人たちが継続的に活動できるよう組織化することなどがコミュニティデザインの方法である．

■ 3) コミュニティデザインと公衆衛生

さらに歴史を遡ってみると，都市計画や建築はそもそも公衆衛生の一部であったと考えることもできる．1848年にイギリスで5年限定の時限立法である公衆衛生法が誕生した後，ソフト面の展開としては日本の後藤新平が影響を受けたとされる王立衛生委員会（1871年），改正公衆衛生法（1875年）などを経て，現在の国民保健サービス（1948年）へとつながってきたといえよう．

一方，ハード面の展開としては，公衆衛生法誕生の3年後に世界で初めての住居法であるシャフツベリー法（1851年）が成立している．さらに1866年から順次改正され続けている労働者住宅法が誕生し，1909年には最初の都市計画法であるジョン・バーンズ法が生まれている．これらはいずれも社会の衛生状態を良くするために，ハード面から住宅や都市のあり方を規制する法律であり，公衆衛生法の精神を継承するものであったといえる．

日本の都市計画法はジョン・バーンズ法の10年後，1919年に成立しており，これは市街地建築物法と同じ年に誕生していることになる．つまり，現在の都市計画法や建築基準法の元になった法律は，イギリスの公衆衛生法のハード面を受け継いだ各種法律から影響を受けており，本来は日本においても建築や都市計画（ハード）と保健や公衆衛生（ソフト）が協力すべき関係にあることが分かる．

ところが，残念ながら現在のところ両者はそれほど協働していない．役所によっては，ふたつの部署がまるで別会社のようになっていることもある．両者をワークショップに誘うと，お互いの名刺交換から始まることも多い．本来は同じ目的を持っていたはずのハードとソフトが，現在ではそれぞれが目的化してしまっている．それぞれが技術を深めている．これはもったいない．今後は，両者をうまくつなぐことが求められるはずだ．

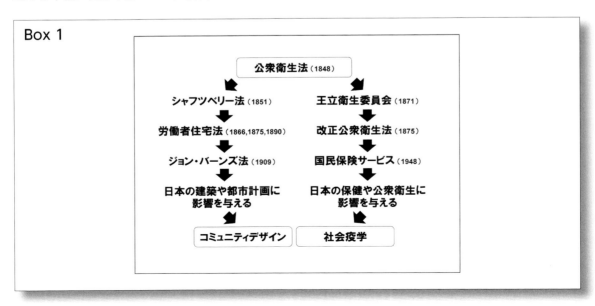

■ 4）コミュニティデザインと社会疫学

コミュニティデザインは建築や都市計画から生まれたと書いた．しかし，その建築や都市計画は，保健や公衆衛生から派生している．したがって，いまコミュニティデザインが建築や都市計画で得た知見を公衆衛生へと接続させることは歴史の必然ともいえる．つまり，近代化の時代にはさまざまな理由があって独立してきたハードとソフトを，ようやく再統合させる時代が来たわけだ．それは，建築や都市のデザインが持つ「美しさ」や「楽しさ」という要素を，公衆衛生が持つ「正しさ」や「確実さ」に重ね合わせるということである．

そのことは，保健や公衆衛生に携わる人たちの問題意識とも重なるはずだ．その問題意識から，かの分野では社会疫学という考え方が注目されているという．社会疫学は個人の健康を考えるのみならず，もっと上流に遡り，地域や環境のあり方を考えねばならないと考え始めている．それはつまり，建築や都市計画を考えるということだろう．地域やコミュニティのあり方を考えるということでもある．とても大切な視点だ．

また，社会疫学は理性だけではなく感性の重要性についても言及している．人間は「正しい」だけで動いているわけではない．「わかっちゃいるけどやめられない」こともある．

それはつまり，建築や都市のデザインが取り組んできた「美しさ」や「楽しさ」についても考えるということだろう．これまた大切な視点である．

コミュニティデザインは，理性と感性のバランスを調整しながら，地域や環境について住民が考え，行動するための場を提供する仕事である．2005年から10年以上この仕事を続けてきたが，最近は健康づくりや高齢社会に関するプロジェクトが増えてきた．今後はコミュニティデザイナーとして，社会疫学の分野でも貢献できることを探したいと考えている．まずは，コミュニティデザイナーが社会疫学をしっかり学ぶことから始めたい．

■ 用語解説

コミュニティオーガニゼーション

「地域援助技術」と呼ばれることもある．社会福祉における間接援助技術のひとつ．地域の課題を地域住民たちが協力して解決するよう援助する技術．住民参加が基本．

コミュニティエンパワメント

地域の住民やコミュニティが持っている潜在力を引き出すこと．潜在力を引き出されたコミュニティが地域をより良くしていくことを目指している．

■ 参考文献

1) 木下勇『ワークショップ』学芸出版社，2007
2) イチロー・カワチ『命の格差は止められるか』小学館，2013

「こんにちは赤ちゃん訪問(ポピュレーション戦略)」
「妊婦訪問(ハイリスク戦略)」

Home visit program as population and high-risk strategies

藤原 武男(医学博士,公衆衛生学修士) Takeo Fujiwara, MD, PhD, MPH
東京医科歯科大学 大学院医歯学総合研究科 国際健康推進医学分野
Department of Global Health Promotion, Tokyo Medical and Dental University (TMDU)
〔〒113-8519 東京都文京区湯島1-5-45〕
E-Mail:fujiwara.hlth@tmd.ac.jp

Recommendation 提言

- 妊婦や子どもの健康を守るために実施されている家庭訪問は,ソーシャルキャピタルを高め,健康を守る可能性がある.
- わが国で実施されている,ユニバーサルに家庭訪問する「こんにちは赤ちゃん訪問」についても一定の効果があるか,その内容については検討が必要である.
- ハイリスク妊婦において家庭訪問を重点的に実施することも効果的であるが,どのようにハイリスクを抽出するか,また訪問時の内容についても検討が必要である.

要旨

　子どもの貧困による健康影響を緩和するためには,貧困と健康を媒介する重要な要因にアプローチする必要があるだろう.その一つが子ども虐待である.これまでの研究で,虐待をふくむ子ども期の逆境体験がその後の成人期の肥満や心臓疾患,糖尿病,がんなどのリスクを上げることが明らかになってきているからである.また,ソーシャルキャピタルが地域の子どもの健康,とくに虐待予防においても重要であることがわかってきた.日本ではポピュレーション戦略としてこんにちは赤ちゃん訪問事業があり,この事業によって虐待予防やソーシャルキャピタルを高める効果が期待されるが,その効果は限定的であった.また,ハイリスク戦略として保健師によるハイリスク妊婦への家庭訪問も行われており,早産予防効果がしめされているが,どのような内容の介入が効果的であったか,そのメカニズムについては示されていない.今後はこれらの家庭訪問の内容を検証する研究が必要である.

Abstract

It is widely known that childhood poverty leads to poor health, and thus a better understanding of the connection between the two is necessary to remedy this situation. One of the factors is child abuse and neglect. Previous studies have revealed that adverse childhood experiences are risk factors for adulthood obesity, heart disease, diabetes, or and cancer. In addition, it is also known that social capital is beneficial not only for adults but also children in the community. In Japan, the All Babies Home Visit program is being implemented as a population strategy, which has shown limited effectiveness to boost social capital. Furthermore, public health nurse visits to high-risk pregnant women as a high-risk strategy, has shown evidence of preventing preterm delivery. However, it remains unknown which components are most effective to prevent the adverse outcomes; thus, it what is needed is to reveal the mechanism on how and what kind of components is are effective to promote the health of children and their families.

Keywords: 家庭訪問 子ども虐待 ポピュレーションアプローチ ハイリスクアプローチ ソーシャル・キャピタル

■はじめに

子どもの貧困にみられるように，子どもにも健康の社会的決定要因が存在し，そして幼少期の社会環境の影響は子ども期の健康のみならず，その後の健康状態にも大きく影響する．その影響を緩和するためには，貧困と健康を媒介する重要な要因にアプローチする必要があるだろう．その一つが子ども虐待である．これまでの研究で，虐待をふくむ子ども期の逆境体験がその後の成人期の肥満や心臓疾患，糖尿病，がんなどのリスクを上げることが明らかになってきているからである[1]．また，ソーシャルキャピタルが健康に保護的な効果をもたらすことは多くの論文で明らかになっているが[2)〜4)]，子どもの健康，とくに虐待予防においても重要であることがわかってきた[5)〜8)]．そこで，虐待予防を中心に，考えられる公衆衛生のアプローチ事例を紹介する．すなわち，全員にアプローチする「ポピュレーションアプローチ」と，リスクの高い人にのみアプローチする「ハイリスクアプローチ」の2つの戦略である．

■ポピュレーション戦略：こんにちは赤ちゃん事業

平成19年度から，生後4か月までの乳児を育てる全ての親を対象に育児情報の提供を行うことを目的とした，乳児家庭全戸訪問事業（こんにちは赤ちゃん訪問事業，以下こんにちは赤ちゃん訪問）が行われることになり，平成20年には児童福祉法に位置づけられた．これは，すでに実施され50年以上の歴史をもつ新生児訪問指導事業（以下新生児訪問）に加えて行われたものである．

新生児訪問は助産師や保健師など専門職による訪問である一方，このこんにちは赤ちゃん訪問は，生後4か月までの乳児のいる家庭全戸を対象に専門職または養成された非専門職が行うこととされている．また，専門職の行う新生児訪問がこんにちは赤ちゃん訪問を兼ねてもよいことになっている．そのため，現在各市町村では新生児訪問で実施を振り替える方法や新生児訪問とは別に非専門職の訪問を行うなど，各自治体でいくつかのパターンで実施し始めている．

この訪問は，非専門家ではあるが地域住民の代表である訪問員が訪問するため，ソーシャルキャピタルを高める可能性があると考えられた．そこで，こんにちは赤ちゃん訪問によりソーシャルキャピタルが高まるのか，そして虐待のリスク因子である育児ストレスは軽減されるのか，を愛知県のある2市で検証した[9)]．その結果，こんにちは赤ちゃん訪問はソーシャルキャピタルを高め，育児ストレスを軽減させる傾向はみられたものの，対照群に比べて統計的な有意差はみられなかった．つまり，1〜2回の訪問ではまだ効果が薄いと考えられた．

さらに，こんにちは赤ちゃん事業において揺さぶられ症候群の予防に関するパンフレットを配布することによって，揺さぶられ症候群の重要な引き金である赤ちゃんの泣きについての知識や対処法などが変化するか，をみたところ，有意な望ましい変化を確認することができた[10)]．その効果は年収など社会経済的地位を調整しても残るものであり，こんにちは赤ちゃん事業においては訪問時における支援の中身が重要であると考えられる．

■ハイリスク戦略：ハイリスク妊婦への家庭訪問

ハイリスクアプローチをとる場合に，まずハイリスク群を同定しなければならない．これまでの研究では，母親の年齢が若い（特に24歳以下）または40歳以上，妊娠時うれしくない，妊娠中のDV，母親が常勤で勤務していること，4か月健診の受診月齢が遅いこと，初産，10階以上の集合住宅の居住，主観的経済状況の悪さ，泣きの量を多いと感じること，産後うつ，部屋の数が3つ以下，そして相談できる人の数が少ないことやソーシャルキャピタルの低さ，であった[7),11)]．一方，直感的には関連があると思われるが，実際には関連がなかった要因として，年収と添い寝があげられる[12)]．これらのうち，年齢や初産，勤務状況，居住環境などは妊娠届からも把握できることであり，妊娠時からのハイリスク群同定とハイリスク妊婦への効率的な支援のアプローチが望まれるところである．

愛知県では，これらのデータから妊娠届出時の

情報を用いて，重みづけをしたハイリスク妊婦推定のフロー図を作成し，活用している．具体的には，愛知県において統一された妊娠届出書における以下の13項目についてあり・なしを判定する．

そして，太字の項目についてはありを2点にする重みづけを行い，合計点を求める（「愛知県妊娠届書活用の手引き」より抜粋）．

カットオフ値	感度	特異度	陽性反応的中率	陰性反応的中率	ハイリスク群の割合
≧1	0.61	0.58	7.7%	96.4%	42.8%
≧2	0.49	0.71	8.6%	96.1%	30.1%
≧3	0.30	0.85	10.1%	95.5%	15.8%

リスク項目	重み
①未婚・再婚・死別	あり＝1，なし＝0
②母親の年齢が24歳以下	**あり＝2，なし＝0**
③パートナーが無職，一人親の場合は母親が無職	あり＝1，なし＝0
④経済的に困っている	あり＝1，なし＝0
⑤困った時に助けてくれる人がいない	あり＝1，なし＝0
⑥妊娠中のタバコ・飲酒，妊娠前のタバコ	あり＝1，なし＝0
⑦中絶2回以上	あり＝1，なし＝0
⑧精神疾患（こころの病気）の既往あり	あり＝1，なし＝0
⑨妊娠がわかった時，うれしくない（予想外だったがうれしかった，予想外だったので戸惑った，困った，なんとも思わない，その他）	**あり＝2，なし＝0**
⑩夫婦関係で困っている	**あり＝2，なし＝0**
⑪ここ1年間に，うつ状態が2週間以上続いたことがある	**あり＝2，なし＝0**
⑫妊娠届を出した時の妊娠週数が20週以降	あり＝1，なし＝0
⑬その他（面接時気になる，多胎，ステップファミリー等）	あり＝1，なし＝0
合計	点

得られた合計点について，ハイリスクを何点以上とするかについては，各市町村の出生数のどのぐらいの割合について支援をできるのか，というマンパワーおよび予算との兼ね合いのため一概にはいえない．しかしながら，2点以上で感度・特異度ともに高いとみなせる数字になるので，2点以上をフォローできるのが望ましいと考えられる．

また，この合計点が6点以上の場合にオッズ比7.20と虐待と強い関係にあることから，6点以上は特定妊婦として，通常の支援以上の関わりが必要であろう．

以上から，一般的には0～1点をローリスク，2～5点をハイリスク，6点以上をスーパーハイリスクと判定し，実施可能な適切な支援につなげていくのがよいと考え提唱し，現在も試行錯誤しながら愛知県で活用されている．

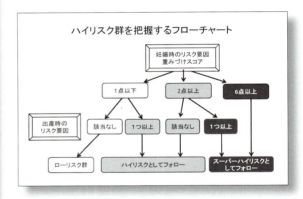

さらに，京都市においてハイリスク妊婦に行っている家庭訪問の効果を検証したところ，早産を約半減させていることが明らかになった13．ここでは家庭訪問時にどのような支援をしているのかが不明であり，その効果の要因を検証することが困難である．しかしながら，早産の原因はわかっていない中でのこのような顕著な減少効果は医学モデルよりも公衆衛生モデルが現実の対処において有効であることを示唆すると考えられる．

■おわりに

　社会疫学で子どもの健康を考えた場合に，虐待という媒介要因は避けて通れない．これまでは虐待については火消しに終始しており，虐待予防についての取り組みはここにのべたような制度が始まったものの，緒についたばかりである．いわんやその効果検証はこれからの課題である．ポピュレーション戦略（例えば，泣きの知識を母親のみならず父親にも普及させること等）とハイリスク戦略（例えば，貧困層の親にとって必要な情報を確実に届ける，いつでも相談できる関係性をつくることを目的としたより徹底した家庭訪問）のどちらかということではなく，両方を同時に実施していくことが有効だろう．

引用文献

1) Felitti VJ, Anda RF, Nordenberg D, et al. Relationship of childhood abuse and household dysfunction to many of the leading causes of death in adults. The Adverse Childhood Experiences (ACE) Study. Am J Prev Med. 1998;14(4):245-258.
2) Fujiwara T, Kawachi I. Social capital and health a study of adult twins in the U.S. Am J Prev Med. 2008;35(2):139-144.
3) Fujiwara T, Kawachi I. A prospective study of individual-level social capital and major depression in the United States. J Epidemiol Community Health. 2008;62(7):627-633.
4) Murayama H, Fujiwara Y, Kawachi I. Social capital and health: a review of prospective multilevel studies. J Epidemiol. 2012;22(3):179-187.
5) Fujiwara T, Takao S, Iwase T, Hamada J, Kawachi I. Does Caregiver's Social Bonding Enhance the Health of their Children?:The Association between Social Capital and Child Behaviors. Acta Med Okayama. 2012;66(4):343-350.
6) Nagaoka K, Fujiwara T, Ito J. Do income inequality and social capital associate with measles-containing vaccine coverage rate? Vaccine. 2012;30(52):7481-7488.
7) Fujiwara T, Yamaoka Y, Kawachi I. Neighborhood social capital and infant physical abuse a population-based study in Japan. International journal of mental health systems. 2016;10:13.
8) Yagi J, Fujiwara T, Yambe T, Okuyama M, Kawachi I, Sakai A. Does social capital reduce child behavior problems? Results from the Great East Japan Earthquake follow-up for Children Study. Soc Psychiatry Psychiatr Epidemiol. 2016;51(8):1117-1123.
9) Fujiwara T, Natsume K, Okuyama M, Sato T, Kawachi I. Do home-visit programs for mothers with infants reduce parenting stress and increase social capital in Japan? J Epidemiol Community Health. 2012.
10) Fujiwara T. Effectiveness of public health practices against shaken baby syndrome/abusive head trauma in Japan. Public Health. 2015;129(5):475-482.
11) Fujiwara T, Yamaoka Y, Morisaki N. Self-Reported Prevalence and Risk Factors for Shaking and Smothering Among Mothers of 4-Month-Old Infants in Japan. J Epidemiol. 2016;26(1):4-13.
12) Yamada F, Fujiwara T. Prevalence of self-reported shaking and smothering and their associations with co-sleeping among 4-month-old infants in Japan. International journal of environmental research and public health. 2014;11(6):6485-6493.
13) Ichikawa K, Fujiwara T, Nakayama T. Effectiveness of Home Visits in Pregnancy as a Public Health Measure to Improve Birth Outcomes (vol 10, e0137307, 2015). PLoS One. 2016;11(3).

職業性ストレスに対する取り組み

Countermeasure for occupational stress

堤 明純（医師，医学博士），Akizumi Tsutsumi, MD, DMSc
北里大学医学部公衆衛生学単位
Department of Public Health, Kitasato University School of Medicine

〔〒252-0375 神奈川県相模原市南区北里 1-15-1〕
E-Mail：akizumi@kitasato-u.ac.jp

Recommendation ……………………………………… 提 言

- わが国においても職業階層間に健康問題の格差が存在する．職業性ストレスモデルに基づく研究の蓄積から，仕事のストレスが循環器疾患をはじめとする心身の障害のリスクファクターであることが明らかになっている．職業階層間の健康格差は，職業性ストレス対策によって低減する可能性がある．総合診療医には，臨床場面では患者の仕事のストレスについて尋ねて臨床データとして活かすこと，産業保健現場では職場環境改善を支援することが求められる．

要旨

わが国にも職業階層による健康格差が存在するが，欧米と異なる格差のパタンが見られている．仕事のストレス要因を把握する理論的な職業性ストレスモデルを基に，仕事に対する裁量権の無さや努力に見合う報酬の不足が労働者の健康障害のリスクファクターであり，これらに介入する予防的活動の知見も提出されている．職業性ストレスがある職業階層で高頻度であるか，その階層にある労働者への影響が大きいかなどの機序により，職業階層間の健康格差は職業性ストレスによって説明される．職業性ストレスモデルを利用した理論に基づく予防的な対策をとることにより，職業階層間の健康格差解消に資する可能性がある．労働者が有する陰性感情や不合理な認知も健康障害のリスクファクターであることが判明しており，これらを修正する予防的アプローチも試みられている．総合診療医は，労働者に認知されている仕事のストレスや陰性感情を把握して診療に活かすことが求められる．

Abstract

In Japan, occupational inequalities in several health outcomes such as mortality, ill-health and risk factors exist, but the magnitude and pattern of inequalities are not consistent as in western countries. Based on theoretical occupational stress models, certain adverse psychosocial factors at work such as low control and low reward have been established as risk factors of for employees' ill health. Interventional trials of countermeasure for such occupational risk factors also exist. The mediating effect and the modifying effect of stress are supposed to explain occupational inequalities in employees' health. As preventive measures, general practitioners should be aware of the psychological status of their patients and use the theoretical occupational stress models and cognitive behavioral therapies available to prevent employees' mental disorders. Occupational physicians can take preventive measures by using the opportunity of the stress check system at the patient's workplace, since the evaluation tool of occupational stress recommended for the stress check program is based on a prevailing occupational stress model.

Keywords： 職業階層；職業性ストレスモデル；ストレスチェック制度
occupational class; occupational stress model; the stress check program

■ 1) 現状
(1) 健康の社会的決定要因としての職業

「I 健康の社会的決定要因と総合診療」でも取り上げられているとおり，職業は，収入，教育と並んで，健康の社会的決定要因の一つに数えられている．現状では，とくに欧米において，職業階層の低い集団に健康障害が集積することを示すエビデンスが多く（Box 1）[1]，わが国においても同様の所見が観察されている．同時に，わが国では，職業階層としては一般に高階層に位置づけられている専門・技術職と管理職の死亡率（とくに自殺）が 2000 年あたりから他の職種に比べて増加しているなど，欧米と異なる格差のパタンも観察されているが[2]，職業階層間に健康格差が存在していることは明らかである．

(2) 職業性ストレス研究の現状

1980 年代に理論的な職業性ストレスモデルが導入されたことによって，職業性ストレス研究は大きく進展した．以後，多くの観察研究が実施され，職業性ストレスが循環器疾患やうつ病を中心とする精神障害のリスクファクターであることはほぼ確立している[3,4]．一般に慢性ストレスとして検討される職業性ストレスであるが，仕事に関連する高い要求度，競争，葛藤は心筋梗塞発症のトリガーになることも示唆されている[5]．職業性ストレスモデルを用いた理論的な介入研究も実施されている．職業性ストレスモデルに基づいて，職場環境改善を実施することにより，メンタルヘルス不調の予防や生産ラインの生産性の向上をもたらすといった所見や[6]，職業性ストレスモデル

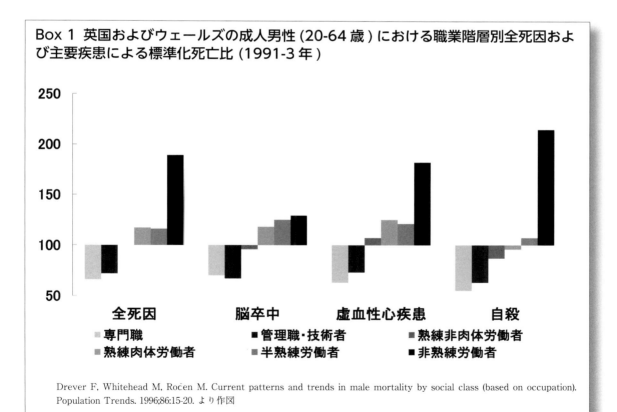

Box 1 英国およびウェールズの成人男性（20-64歳）における職業階層別全死因および主要疾患による標準化死亡比（1991-3年）

Drever F, Whitehead M, Roček M. Current patterns and trends in male mortality by social class (based on occupation). Population Trends. 1996;86:15-20. より作図

に基づいて、職場の潜在的なストレス要因を認識し、典型的なストレス状況に対処する個人の能力を醸成する等の管理職トレーニングが行われ、労働者のストレス反応が軽減したことが認められている[7]。労働者に対する認知行動療法を適用したストレス対策に関するエビデンスも集積している。たとえば、認知行動療法を含む心理学的なアプローチでうつ病性障害の発症を22パーセント低減すると推計されている[8]。

2016年に公表された、European Guidelines on cardiovascular disease prevention in clinical practiceでは[9]、行動変容のバリアとなる可能性のあるストレス、社会的孤立、陰性感情といった心理社会的要因は、テーラーメイド医療もしくは集団カウンセリングセッションで対処すべき課題であるとされ、ハイリスクの患者には、健康的なライフスタイル、身体活動、ストレスマネジメントに対する教育と心理社会的要因に対するカウンセリングなど、医療リソースを統合したマルチモードの介入が勧められている。さらに、仕事のストレスについては、裁量権を向上させることがソーシャルサポートやストレス反応の改善に有用であることから、管理監督者への介入が有益である可能性に言及している。

（3）職業間格差を説明するメカニズムとしての職業性ストレス

職業階層間の健康格差を説明するメカニズムとして、好ましくない就業環境（媒介的決定要因）が職業階層下位に集積しやすいことが示されている。媒介的決定要因には、暑熱、有害化学物質、感染源にばく露される頻度が高いなどが含まれる。さらに、個人の健康行動も不健康になりがち、もしくは、好ましい行動変容が妨げられやすいことが示されている（**Box 2**）[10]。

以上のような要因を除いた後でも、職業階層間

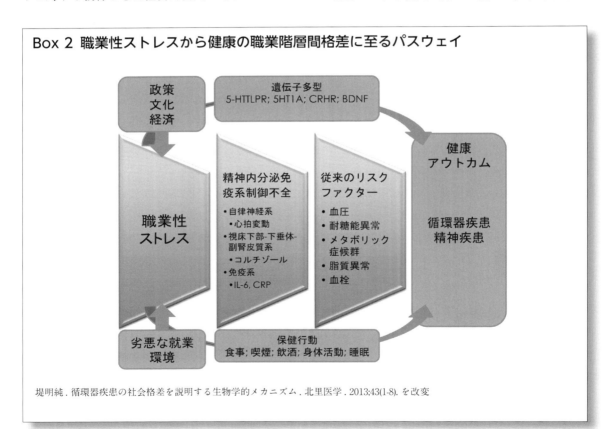

Box 2 職業性ストレスから健康の職業階層間格差に至るパスウェイ

堤明純. 循環器疾患の社会格差を説明する生物学的メカニズム. 北里医学. 2013;43(1-8). を改変

の格差は残存し,職業に関連する健康格差の少なくとも一部は,職業性ストレスをはじめとする心理社会的要因によって説明できる.職業性ストレスが職業階層間の格差を説明するメカニズムには,階層下位の集団においてストレスへのばく露の頻度が高いために健康障害を起こしやすいとする媒介効果と,職業階層下位の集団が上位の集団に比べてストレスの影響を受けやすい(脆弱である)とする修飾効果がある(**Box 3**)[11].

わが国で観察されている管理職および専門職の死亡率の増加には,景気が低迷しはじめた2000年以降,管理・専門職において,経済状況の悪化に関連する仕事量の増加やストレスなどの影響が指摘されている.高職位で対人葛藤がより強く抑うつ症状と関連しているなど,一般労働者と異なるストレス要因が管理監督者のうつ病などのリスク要因となることが示されている[12].

■ 2)総合診療医への提言

総合診療医は,患者の慢性のメンタルヘルス不調や心理的な状態が,循環器疾患や精神障害のリスク要因であることを認識し,陰性感情と連動して増悪する臨床症状を有意に捉える必要がある.臨床現場では,心理社会的要因を常に評価するように努めることが必要である.職業性ストレス研究におけるエビデンスから,仕事上の裁量権や,努力に見合った報酬の欠如がリスクとして認識されている.臨床現場において,労働者の仕事の内容を聞くことは,種々の職業性疾患の評価に資するが,European Guidelines on cardiovascular disease prevention in clinical practice では,「仕事上の裁量があるか」「報酬がみあっているか」といった質問をキークエスチョンとして勧めている.

高リスク患者については,単一のリスク要因ではなく,心理社会的要因を含めたリスク要因全体の減弱に努める.食事,運動,喫煙といったライフスタイルについて健康的な行動変容を促すとと

Box 3 職業性ストレスが職業階層による健康格差を説明するふたつのメカニズム

修飾効果
　職業性ストレスの影響は,下位の職業階層において強いインパクトを有する

職業階層 職業性ストレス ▶ 健康影響

媒介効果
　職業性ストレスの曝露は,下位の職業階層において高頻度である

Hallqvist J, Diderichsen E, Theorell T, Reuterwall C, Ahlbom A. Is the effect of job strain on myocardial infarction risk due to interaction between high psychological demands and low decision latitude? Results from Stockholm Heart Epidemiology Program (SHEEP). Social Science & Medicine. 1998;46(11):1405-15. より作図

もにストレスマネジメントに関する教育が推奨されている．

健康格差をもたらすような最終的な（もしくは治療対象となる）帰結が発生するまでには，予防的な介入が可能な4つの水準—社会経済的文脈・地位（この項では職業），格差のあるばく露（職業性ストレスの媒介効果），格差のある脆弱性（職業性ストレスの修飾効果），格差のある健康アウトカム—がある（Box 4）．職業や職位といった労働者が属する社会の構造を変えることはできなくても，上記いずれかの水準で職業性ストレスに介入して労働者の健康障害を予防することは可能であり，ここに，職業性ストレスの概念を導入する価値がある．職業性ストレスモデルで職場のストレス要因を把握できると，理論に基づいて介入ができる．産業医として関わることができるのであれば，ストレスチェック制度の集団分析を活用した職場環境改善や管理監督者研修を支援することができる．

謝辞
本稿は，科研費（基盤研究(A) 課題番号26253042）の成果の一部である．

用語解説
職業階層
健康格差研究における職業（階層）のとらえ方には複数の指標があり，統一したフレームがない．たとえば，職業，役職（職階），雇用形態，階級の概念を取り入れた指標などが存在し，企業規模なども用いられることがある．

職業性ストレスモデル
劣悪な就業環境を組み合わせて仕事のストレス要因を把握しようとする理論モデル．仕事の要求度-コントロールモデル，努力-報酬不均衡モデルなどが有名．前者は2015年に導入されたストレスチェック制度の集団分析に，その応用が例示されている．

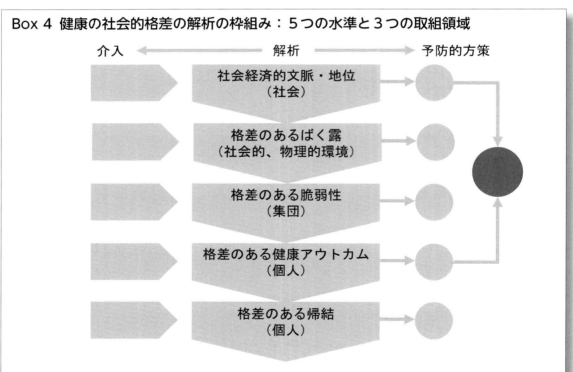

Box 4 健康の社会的格差の解析の枠組み：5つの水準と3つの取組領域

Blas E, Kurup AS. Equity, social determinants and public health programmes. Geneva: World Health Organization, 2010. から作図

参考文献

1) Commission on Social Determinants of Health. Closing the gap in a generation: health equity through action on the social determinants of health. Final Report of the Commission on Social Determinants of Health. Geneva: World Health Organization; 2008.
WHOの健康の社会的要因に関する委員会による最終報告書．現状のエビデンスを基に健康格差をなくすための提言を表明している．

2) Wada K, Gilmour S. Inequality in mortality by occupation related to economic crisis from 1980 to 2010 among working-age Japanese males. Sci Rep. 2016;6:22255.
職業別人口動態統計の死亡データおよび国勢調査の職業別人口データを用いた解析で，わが国の管理職および専門職の死亡率が1990年代後半から増加していることが指摘されている．

3) Theorell T, Hammarstrom A, Aronsson G, et al. A systematic review including meta-analysis of work environment and depressive symptoms. BMC Public Health. 2015;15:738.
高〜中等度レベルの論文59本を含めたメタアナリシスで，仕事のストレイン（高要求度プラス低裁量度）が抑うつ症状のリスクを増加させることを確認している．

4) Kivimaki M, Nyberg ST, Batty GD, et al. Job strain as a risk factor for coronary heart disease: a collaborative meta-analysis of individual participant data. Lancet. 2012;380(9852):1491-1497.
欧州7カ国の13の独立したコホート研究参加者19万7千人をプールした解析で，仕事のストレインにより心血管疾患罹患のリスクが20％上昇していることを示した．

5) Moller J, Theorell T, de Faire U, et al. Work related stressful life events and the risk of myocardial infarction. Case-control and case-crossover analyses within the Stockholm Heart Epidemiology Programme (SHEEP). J Epidemiol Community Health. 2005;59(1):23-30.
スウェーデンで行われたケース・クロスオーバーデザインによる解析で，仕事の締め切りに関する強いプレッシャーが，引き続く24時間における心筋梗塞発症リスクを有意に高めていたことが観察されている．

6) Tsutsumi A, Nagami M, Yoshikawa T, et al. Participatory intervention for workplace improvements on mental health and job performance among blue-collar workers: a cluster randomized controlled trial. J Occup Environ Med. 2009;51(5):554-563.
職場ストレスの調査を基に実施した労働者参加型の職場環境改善がメンタルヘルスと労働生産性に好影響をもたらすことを示したクラスター無作為化比較試験．

7) Limm H, Gundel H, Heinmuller M, et al. Stress management interventions in the workplace improve stress reactivity: a randomised controlled trial. Occup Environ Med. 2011;68(2):126-133.
努力−報酬不均衡モデルに基づいて，職場の潜在的なストレス要因を認識する，典型的なストレス状況に対処する個人の能力を醸成する等の管理職トレーニングが行われ，部下のメンタルヘルスが改善することを，無作為化比較対照試験で検証している．

8) Cuijpers P, van Straten A, Smit F, et al. Preventing the onset of depressive disorders: a meta-analytic review of psychological interventions. Am J Psychiatry. 2008;165(10):1272-1280.
無作為化比較試験のシステマティックレビューとメタアナリシスにより，認知行動療法を含む心理学的なアプローチでうつ病性障害の発症を22パーセント低減することを示した．

9) Piepoli MF, Hoes AW, Agewall S, et al. 2016 European Guidelines on cardiovascular disease prevention in clinical practice: The Sixth Joint Task Force of the European Society of Cardiology and Other Societies on Cardiovascular Disease Prevention in Clinical Practice (constituted by representatives of 10 societies and by invited experts) Developed with the special contribution of the European Association for Cardiovascular Prevention & Rehabilitation (EACPR). Eur Heart J. 2016;37(29):2315-2381.
欧州の心血管疾患一次予防ガイドライン．

10) 堤明純．循環器疾患の社会格差を説明する生物学的メカニズム．北里医学．2013;43:1-8.
健康の社会的決定要因から循環器疾患の発症に至るメカニズムについてまとめている．

11) Hoven H, Siegrist J. Work characteristics, socioeconomic position and health: a systematic review of mediation and moderation effects in prospective studies. Occup Environ Med. 2013;70(9):663-669.
システマティックレビューで抽出した26の前向き研究を基に，劣悪な就業環境として，とくに心理社会的要因が健康の社会的格差をいかに説明しているか，を検証している．

12) Inoue A, Kawakami N. Interpersonal conflict and depression among Japanese workers with high or low socioeconomic status: findings from the Japan Work Stress and Health Cohort Study. Soc Sci Med. 2010;71(1):173-180.
日本各地の9工場に雇用されている17390人の男性労働者における横断的解析で，高職位，高学歴の労働者に対人葛藤がより強く抑うつ症状と関連していることを観察した．

英国における社会的処方

Social prescribing in the UK

澤 憲明（学士・医学），堀田 聡子（博士・国際公共政策）
Noriaki Sawa MBChB MRCGP, Satoko Hotta PhD（international public policy）
リバーサイドメディカルセンター
Riverside Medical Centre
〔Savile Road, Castleford, West Yorkshire, WF10 1PH, UK〕
E-Mail：noriakisawa@outlook.com
慶應義塾大学大学院健康マネジメント研究科
Keio University Graduate School of Health Management
〔〒252-0883　神奈川県藤沢市遠藤4411〕
E-Mail：shm@sfc.keio.ac.jp

Recommendation ……………………………………………………………… 提言

- 患者や地域住民の健康・ウェルビーイングを支える上で医療の限界，医師が単独でできることの限界を認識し，健康の社会的決定要因を取り入れた考え方を含むジェネラルなマインドセット・スキルを磨く
- 医師が定義する問題ではなく，患者自身が定義する問題に対応する姿勢を持つ
- 患者のアドボケイトとして効果的なコミュニケーション能力を身につける
- 一人ひとりの患者が自分の訴えをできるだけ十分に伝えやすいよう，患者の話の傾聴に費やせる医療者の時間とエネルギーを最大化する
- 社会的処方の「ニーズの認識」の視点を，地域住民や行政，医療介護福祉関係機関，まちづくりに携わる人々と共有する

要旨

　社会・経済的因子や環境が健康状態に大きな影響を及ぼすことが明らかにされるなか，現在の状況を全人的にとらえ，健康によくない社会・経済的状況に介入することで，人々の主体的な地域での生活を支援する必要性が高まっている．本稿は，これに対応する概念・サービスとして，英国で広がりを見せる社会的処方をとりあげ，その定義，保健医療システムにおける位置づけや仕組み，効果や課題を概観したのち，2つの地域の社会的処方サービスを簡単に紹介する．これらを踏まえた上で，わが国における社会的処方の可能性を探りつつ，総合診療医への提言をまとめるものである．

Abstract

　It is increasingly recognized that socioeconomic and environmental factors have a large impact on the status of our health. The need for a holistic view of people and to intervene as necessary in the social determinants of their ill health in order to support their independent living in the community is being stressed. This article briefly introduces a concept/service called social prescribing in the UK as a response to the situation. It gives a general overview of social prescribing – why social prescribing, what it is, its benefits as well as its challenges, and how social prescribing services can be delivered with a few example cases from Pontefract and Frome in England. It concludes with recommendations to medical generalists with regards to exploring the possibilities of social prescribing in Japan.

Keywords：　社会的処方（social prescribing），人間中心性（person-centredness），エンパワメント（empowerment），共創（co-production）

■ はじめに

高齢化の進展や疾病構造、社会経済情勢の変化につれ、複数の疾患や障害とともに生きる人々、個人や世帯単位でさまざまな課題を抱え、地域生活を送るうえで複合的な支援を必要とする人々が増加している。他方、社会・経済的因子や環境が健康状態に大きな影響を及ぼすことが明らかにされており、その場しのぎの医療ではなく、健康によくない社会・経済的状況への介入の必要性が高まっている。

こうしたなか、英国では、健康の社会的決定要因（Social Determinants of Health、以下SDH）の対応に目を向け、患者の非医療的ニーズについては、地域における多様な活動やボランティア・グループなどの地域資源に橋渡しし、より患者が主体的に自立して生きていけるよう支援するとともに、ケアの持続可能性を高める仕組みとして、「社会的処方」に注目が集まり、英国全土に広がりを見せている。

本稿では、英国における社会的処方をめぐる動向を概観し、2つの地域の社会的処方サービスを紹介したうえで、わが国における社会的処方の可能性を探りつつ、総合診療医への提言をまとめる。

■ 社会的処方とは

社会的処方とは、英語の「social prescribing」を日本語に訳したものである。その定義は、異なるものが多く存在すると言われているが、現時点で、英国内で合意が得られていると考えられるものとして、社会的処方に関する国の保健医療システム（National Health Service、以下NHS）の戦略をリードするMichael Dixonらが運営委員を務めるSocial Prescribing Networkによる以下を紹介しておく。[1] その基本理念は、「人間中心性（person-centredness）」「エンパワメント（empowerment）」「共創（co-production）」の3点である。[2]

社会的処方とは—社会的・情緒的・実用的なニーズを持つ人々が、時にボランタリー・コミュニティセクターによって提供されるサービスを使いながら、自らの健康とウェルビーイングの改善につながる解決策を自ら見出すことを助けるため、家庭医や直接ケアに携わる保健医療専門職が、患者をリンクワーカー（link worker）に紹介できるようにする手段である。患者はリンクワーカーとの面談を通じて、可能性を知り、個々に合う解決策をデザインする。すなわち自らの社会的処方をともに創り出していく。

患者自身の定義する問題に対応することは、時代や国に関係なく、優れた一般診療や家庭医療の普遍的価値観であり、社会的処方の概念は、目の前の人にとってよりよい解を探索する専門職にとって、特段目新しいものではない。

しかし、「社会的処方」という言葉は比較的新しいものである。そして、この新しい言葉によって、これまで家庭医を含む多くのケア提供者たちが意識してきたものの、実際はどうしてよいかわからなかったSDHへの対応の重要性が明確に認識されるきっかけとなり、SDHにより良く実際的に対応できるサービスとして関心を集めるようになった。

■ 英国の保健医療システムにおける位置づけ

2000年代に入り、慢性疾患をもつ人々の支援を、予防及びヘルス・ソーシャルサービスの統合等を強調して推進する潮流のなかで、保健省の白書「Our health, our care, our say (2006)」が、健康と自立の促進・ローカルなサービスへのアクセスの仕組みとして社会的処方に言及している。

NHSの今後5年間のビジョンを示す「NHS Five Year Forward View (2014)」もこれと軌を一にするものであり、個人・地域のニーズに即した個人・地域主体のサービスを目指すうえで、「患者主体性の支援」「地域参加」「ボランティア・セクターとの協働」の重要性を指摘している。そのプライマリ・ケア版ともいえる「General Practice Forward View (2016)」においては、家庭医の負担軽減をはかるうえでインパクトが大きい10の取組みのひとつとしても社会的処方がとりあげられた。

こうして国レベルで社会的処方に対する関心と期待が高まるなか，2016年には全国的なネットワークが構築され，2017年現在，全国で100以上の社会的処方の仕組みが稼働しているとされる．

■ 社会的処方の仕組み

社会的処方の仕組みの主たる構成要素は，次の3つである．

⇨ 患者の紹介を行う保健医療専門職（社会的処方者）：家庭医が最も多いが，診療所看護師，ソーシャルワーカー，薬剤師等の場合もある．SDHを含む全人的なアセスメントを行い，社会的処方にかかわる社会・経済・心理的ニーズを認識した場合には，リンクワーカーに紹介する．

⇨ （社会的処方サービス等に所属する）リンクワーカー：保健医療専門職からの紹介を受けた人を全人的にアセスメントし，地域資源へと橋渡しする役割を担う．主に非医療者で，現段階では全国共通の研修等は存在せず，呼称はヘルスアドバイザー，ヘルストレーナー，ケアナビゲーター，地域ケアコーディネーター等さまざま．所属先は地域によって家庭医診療所，チャリティ団体等多様．

⇨ （紹介先となる）ボランタリー・コミュニティセクターの組織やグループ等：個人や集団で行う趣味やスポーツ等（音楽，美術，創作，読書，ダンス，運動，ガーデニング…），ランチグループ，自助グループ，ボランティア活動，成人教育，職業訓練，支援付き就労，助言やカウンセリング，行政や関係機関（住宅・雇用・教育・お金等）といった地域資源の最新情報を，当該地域のリンクワーカーが把握，ニーズに応じて，ないものは時に紹介を受けた人とともに創り出す．

社会的処方の対象となるのは，主に社会的，精神的または生活上の実用的なニーズを持つ，いわば医療的介入が難しいまたは時に不適切となりうる人々である．例を挙げるなら，うつ病などの精神的な問題を抱え，孤立していたり，さまざまな理由により社会的に不利な立場におかれていたり，日常的によく医療機関を利用する人たちである．

■ 社会的処方の効果と課題

社会的処方の効果については，孤独や社会的孤立の改善，不安や抑うつの軽減，自己効力感の向上に加え，最近の系統的レビュー[3]によると，家庭医療，救急の利用，病院への紹介の減少とコスト削減につながることが示唆されている．ただし，多くの研究は規模が小さく，コントロール群が示されていないなど研究デザインが不十分であり，いずれの報告においても，信頼性の高いエビデンスの不足やさらなる研究の必要性が指摘されている．

なお，社会的処方ネットワークは，社会的処方に関わる多様なステークホルダーへの調査に基づき，その幅広い利点を，**BOX 1**のとおりまとめている．

Box 1 社会的処方のステークホルダーが述べた利点 (文献2より筆者ら翻訳・作成)

心身の健康とウェルビーイング	費用対効果と持続可能性	ローカルコミュニティの構築	行動変容	ボランティア・セクターの構築	不健康の社会的決定要因
・レジリエンスの改善 ・自信 ・自尊心 ・生活習慣の改善 ・メンタルヘルスの改善 ・QOL改善	・予防 ・プライマリ・ケアの頻回受診の減少 ・ケアコストの削減 ・薬の処方の減少	・利用可能な資源を知る ・ボランティア・セクターと保健医療サービス提供者間のつながり強化 ・レジリエントな地域づくり ・コミュニティの強みを活かす	・ライフスタイル持続可能な変化 ・セルフケアの推進 ・オートノミー ・きっかけづくり ・動機づけ ・新たなスキルの習得	・ボランティア活動の推進 ・新卒対象のボランティアプログラム ・患者の未対応のニーズに対応 ・社会のインフラの強化	・エンプロイアビリティの改善 ・孤立の減少 ・社会保障の関するアドバイスの提供 ・社会的弱者への配慮 ・スキルの習得

社会的処方の課題はなんだろうか．第一のチャレンジは，家庭医等の保健医療専門職が，社会的処方に関するニーズを十分認識できるかという点である．患者とそれを取り巻くさまざまな環境因子の連関から状況の「見立て」を行い，患者の利益となる改善策を探索してゆく資質・能力が，社会的処方の扉を開く鍵を握る．

第二に，各地域の文化・歴史・社会的文脈のなかで育まれてきた「地域資源」との適切なつきあい方が問われる点である．人と地域の健康アウトカムに資するという側面にだけ焦点をあて，保健医療のシステムが地域の資源を「利用」する，という構図に陥らないことが重要となる．

第三に，サービスデザインが地域によりきわめて多様でアウトカム指標が統一されていないこと，社会的処方プロジェクトの情報が国レベルで集約されていないこと等から，前述のとおり現段階ではエビデンスも十分でなく，全国共通の持続的な財源等が確立できていない点である．近年では，社会的処方の成果を，その生み出した社会的価値で評価するSROI（Social Return on Investment）を通じて評価する試みも始まっている．

■ 社会的処方サービスの事例
(1) Pontefract

まず，筆者（澤）が，実際に勤務経験がある英中部 Leeds 付近の Pontefract と呼ばれる人口約3万人の町で経験した事例を紹介する．この地域では「Age UK」「Health and Wellbeing Development Team（以下，HWDT）」といった組織と協力して社会的処方が行われている．前者はチャリティーセクターで，後者は公的セクター，という違いはあるが，ともに利用者の性格・趣味・要望に合わせ，地域のレクリエーションを行うクラブや住民団体を紹介する機能を有している．こうした取組みは，NPO活動の創出にもつながっている．いずれも，家庭医，看護師，介護士，ソーシャルワーカーなどの保健医療専門職以外にも，本人からの自主的な参加や，家族・友達・隣人といった市民からの紹介も受けいれている．どちらの組織にも，この地域のリソースを熟知するリンクワーカーが存在する．

例えば，HWDT による社会的処方を利用する際の手順は，次のようになる．

① 地域の社会的処方サービスのハブとなるHWDTのオフィスに電話連絡する．
② 患者の基本的情報と具体的なニーズを伝える．
③ その情報が患者居住地区担当のリンクワーカーに渡される．
④ そのリンクワーカーが患者に連絡し，自宅を訪問する．
⑤ 住環境を具体的にチェックし，その人の生活のイメージを掴むとともに，一時間かけて，定められた質問項目に沿って一つ一つ情報を得て，患者のニーズを包括的に把握する．
⑥ その適切に把握されたニーズに応じて，適切なサービスへと患者をつなぐ．
⑦ 6週間後，3ヶ月後にフォローアップし，患者の状態・ニーズを再評価する．

こうしたレビューの際に役立つのが，それぞれの地域で紹介可能な活動やサービス等がまとめられたリストの存在である（**BOX 2**）．A4サイズ50ページほどの長さで，100以上の団体や活動が挙げられており，インターネットからアクセス・ダウンロード可能である．[4] 澤が働いていた診療所ではそれを印刷し，診療所の受付や家庭医・看護師の診察室に置いていた．このリストは6ヶ月毎にリンクワーカーによって更新される．

Box 2　Pontefract における社会的処方先となる活動等の例 (文献4より筆者ら翻訳・作成)

趣味・社交	絵と陶芸，写真クラブ，モーニングコーヒー，園芸クラブ
ランチクラブ	学校やコミュニティセンターでのお昼の集い
身体活動	室内ボウリング，健康散歩，ダンスクラブ，水泳
サポートグループ	エキスパートペイシェントプログラム，認知症カフェ，グリーフケア
ボランティア活動	コミュニティコンパニオン，友人の集い

以下では，澤が実際に経験した事例を紹介する．

- 往診要請の多い高齢女性：全身の疼痛を繰り返し訴え，頻繁に往診要請していた女性．訴えの裏には家族と離れて暮らしていたことによる孤独があった．彼女の趣味に合わせて散歩クラブへ紹介．その後，往診要請の頻度は減少．
- 訴えの多い中年男性：無職の，うつ病，不安症，睡眠障害，アルコール依存を抱える男性．アジェンダの多い主訴を並べて外来受診．問診にて，彼の一番の悩みは経済的貧困であることがわかり，リンクワーカーに連絡．生活保護の申請サポートを依頼．継続的なフォローにて，さらに社会的孤独による不安も明らかとなり，リンクワーカーからソーシャルクラブへの紹介も施行．結果，金銭的な心配が減り，話し相手もでき，睡眠障害は改善，気分障害も安定した．
- 睡眠障害に悩む高齢女性：長期の睡眠障害を訴え来院した高齢女性．睡眠薬を長期服薬しているが効き目が無いとのこと．湯たんぽを抱えることでなんとか寝むれると．さらなる問診にて，独居で，日頃からこれといってやることがなく，外出もほとんどせず，家の中でテレビを見ているのみの生活であることがわかる．リンクワーカーによるアセスメント後，befriending（友達になります）サービスへ紹介．話し相手となる人が定期的に訪問し，外出機会も増加．結果，睡眠障害は改善した．

これらの事例を通して明らかになったことは，医療現場で遭遇する患者が必要としていることは必ずしも薬や医療的介入であるとは限らないということと，そのニーズを正しく認識することの重要性の二点である．患者や家族の健康とウェルビーイングを支える上で，医師単独でできることは小さいかもしれないが，適切なサービスへと導いていく「伴走者」「ゲートオープナー」としての役割は大きいと言えるだろう．

(2) Frome

次に，筆者（堀田）が訪れた，Frome における持続可能なプライマリ・ケアの先進モデルとしても注目を集める，家庭医療診療所と連携する事例を紹介する．[5]

医療では解決できない課題を抱える患者に時間をとられすぎている——Frome Medical Practice（人口約 2.7 万人エリアをカバー）の家庭医・ヘレンの悩みから始まったのが，住民と地域のレジリエンスを高めるサービス，Health Connections Mendip（より広域で人口約 11 万人エリア）である．その活動は多岐にわたる．

- 社会資源の収集・整理：地域の多様な資源にかかわる情報を収集・分類のうえ，随時誰もがアクセスできるウェブサイトを更新．(https://healthconnectionsmendip.org/mendip-directory/)．
- 新たな地域資源の開発：患者・住民のニーズにあうサービスがない場合，新たな（自助）グループ等の立ち上げを支援，サービスはあるが担い手が不足している場合，ボランティアの確保等を支援，定期的にネットワーキングミーティングを開催．
- 多様なピアサポートグループやプログラムの運営：セルフマネジメントの目標を共有しあうグループ，なんらかの健康上の課題を抱えているが特定の疾患をベースとする集まりには行きたくない社会的に孤立しがちな人々のための Talking Café，疼痛マネジメント・運動・リラクゼーション等の時限的なコース等を運営．
- コミュニティコネクターの養成：さまざまな領域で活動する地域住民（10代から80代まで）を，友人や家族，同僚や隣人の必要に応じて地域に存在する資源やその情報への道案内を担うボランティアとして育成．
- ヘルスコネクター：住民（患者）から直接あるいは家庭医診療所の多職種からの紹介により（＝リンクワーカー），診療所や自宅で面談，さまざまな資源につなぎ，時にその活動を支援しつつ伴走．

⇨ コミュニティとの対話・社会的処方：地域に存在する資源の情報をウェブサイトに加え，ヘルスコネクター，Talking Café，ラジオ番組，家庭医診療所で保管された健康医療情報に基づくレター，地域の保健医療専門職やコミュニティコネクターをつうじて提供．いわゆる社会的処方は年間約1,700件（うち4割は家庭医が診療所の電子カルテから直接，3割はヘルスコネクターが，2割はコミュニティコネクターが担った）．

ここでとりわけ興味深いのは，家庭医診療所と緊密に連携するヘルスコネクターが，次々に新たな社会的処方先となりうる地域資源を生み出していることだ．まず，2.7万人の人口規模をカバーする家庭医診療所だからこそ有する豊富な健康医療情報に基づき，同じような生きづらさを抱える住民に茶話会のお誘いを送る．やってきた人々に，それぞれの困りごとや疾患・障害等にかかわる知識や技術，Frome で使うことができるひととおりの支援やサービスを紹介する．そして最後に問いかけるのだ．「これで十分ですか？」と．そこで出てくる「あったらいいな」の背中を押すことによって，いわば unmet needs に基づく住民主体の活動の創出を実現している．

ヘルスコネクターは，教育を受けた住民ボランティアであるコミュニティコネクターと協働することで，医療機関にしかない情報を背景にして紡ぎだされた疾患や障害・そのリスク，生活課題等を共通項とするつながりと，地縁や関心縁に基づくつながり・活動の連動をはかり，支え合いの地域づくりにも貢献する．

ここでは，社会的処方が保健医療専門職等による患者に対する非医療的な資源への橋渡しにとどまらず，地域でさまざまな生きづらさとともに暮らしていくうえでの選択肢にかかわるナレッジの道標として機能しているといえる．

■ 総合診療医への提言

筆者らは，日本における一般医の学会設立を目指した故・永井友二郎氏を訪ね，実地医家のための会創刊号『人間の医学』（昭和38年発行）を手にする機会を得た．同氏による巻頭言「あらためていうまでもなく，*実地医家は人間を部分としてではなく全体として，生物としてではなく社会生活をいとなむ人間としてみてゆかなければならない…*」に示された考え方は，英国の社会的処方の根底にある価値観と通じる．

さて，社会的処方には，「ニーズの認識」「ニーズの評価」「ニーズに合った処方先」が不可欠となる．そして「ニーズの認識」ができなければ，どんなに優れた評価手法や処方先となりうる豊かな資源が存在しても，良き社会的処方は実現できない．よって，ニーズの認識を担いうる者の役割は極めて重要であり，日本では，総合診療医を含む地域医療を担う医師がその一翼を担うことが期待される．

そこで，ここでは地域医療を担う医師が社会的処方にかかるニーズの認識をより良く実践するには，という視点に絞り，5つの提言をまとめておくことにしたい．

第一に，よりバランスの取れた多面的な見方ができるよう，ジェネラルなマインドセット・スキルを磨くことである．そこには，SDH を取り入れた考え方，健康やウェルビーイングを支える上での医療の限界，医師が単独でできることの限界の認識が含まれるが，このジェネラリストとしての具体的な専門性は，新専門医機構が示している総合診療専門医の7つの資質・能力を一つの参考にするとよいだろう（包括的統合アプローチ，一般的な健康問題に対する診療能力，患者中心の医療・ケア，連携重視のマネジメント，地域包括ケアを含む地域志向アプローチ，公益に資する職業規範，多様な診療の場に対応する能力）．

第二は，医師が定義する問題ではなく，患者自身が定義する問題に対応する姿勢を持つことである．例えば，「テレビが壊れた」という一見，医師の対応すべき問題ではなさそうな訴えにも，患者自身がそれを問題と感じているのであれば，それをニーズとして重要視する価値観，全人的に現在の状況をとらえることが不可欠となる．

第三は，患者のアドボケイトとして効果的なコ

ミュニケーションを図ることである．患者を個人として尊重し，十人十色の意思決定を助けるためには，なによりも患者を理解することが欠かせない．しかし医師がいくら患者のためと思い，どれだけ悩んだとしても，患者という他の人間を完全に理解することは不可能である．意思決定能力を有する者に対し，問題の共通理解を持たないままにどれだけ優しく振る舞い，どれだけ自分が納得する手厚いケアを提供したところで，それは患者にとっての最善につながる行為とは言えないだろう．本人中心のケアを提供するために最も大切なことは，患者の内なる不安や期待を引き出すコミュニケーション能力である．

第四は，一人ひとりの患者が自分の訴えをできるだけ十分に伝えやすいように，患者の話の傾聴に費やせる医療者の時間とエネルギーを最大化することである．そのためには，例えば，患者が訴える健康問題のリスクやニーズの程度に応じて，従来の外来受診だけではない，より多様な受診方法の提供や，多職種間によるタスクシェアリングなどにより，サービスの生産性を向上することや，一日当たりの診療患者数を健全化すること，などが求められるかもしれない．

以上，地域医療を担う医師が社会的処方における「ニーズの認識」をより良く実践するための手がかりをあげたが，なにもニーズの認識ができるのは，地域医療を担う医師だけではない．広く医療介護福祉分野で活躍する多職種，行政や関係機関，地域で住民の日常生活上のさまざまな困りごとや相談に対応する人々，さらに地域住民こそがより早く，日常の場のなかでニーズに気づくことができる可能性がある．そこで第五は，総合診療医を含む地域医療を担う医師（あるいは多職種）が，地域住民や行政，医療介護福祉関係機関，まちづくりに携わる人々等と顔が見える関係をつくり，社会的処方におけるニーズの認識の視点を共有することである．これは，ニーズに対応するネットワークの成長のみならず，ニーズに合う処方先を豊かにすることにもつながる．

引用文献

1) University of Westminster. Social Prescribing Network. Available from：https://www.westminster.ac.uk/patient-outcomes-in-health-research-group/projects/social-prescribing-network（2018年4月26日参照）
2) Social Prescribing Network. Report of the Annual Social Prescribing Network Confer-ence, 2016. Can be downloaded from：https://www.westminster.ac.uk/patient-outcomes-in-health-research-group/projects/social-prescribing-network（2018年4月26日参照）
3) Polley, M. et al. A review of the evidence assessing impact of social prescribing on healthcare demand and cost implications. University of Westminster, 2017.
4) South West Yorkshire Partnership NHS Foundation Trust. Local Support and Social Groups to aid independence and healthy living Pontefract. Available from：http://www.southwestyorkshire.nhs.uk/wp-content/uploads/2012/06/Network-10-Pontefract.pdf（2018年4月26日参照）
5) Health Connections Mendip. Health Connections Mendip Annual Report 2016: Working with you to build healthy, supportive communities, 2016.

Index

英文

CBPR　22，104
Community-Based Participatory Research（CBPR）21
Policy implication　17
Social determinants of health(SDH)　51，60
Social prescribing（社会的処方）　57

い

インフォーマルな支援　83
違法薬物　88

え

エビデンス　7

か

家庭訪問　129
感受期　80

け

健康の社会的決定要因 (SDH)　57，60，114
健康格差　73

こ

コミュニティデザイン　33，53，124
公共交通　99
公衆衛生　126
交通弱者　99
行動経済学　94
高齢者の活動性　101
　――ボランティア　119
互酬性　13
子ども虐待　129

す

ストレスチェック制度　136

し

仕事の要求度―コントロールモデル　76
持続的介入　118
失業　77
社会サポート・ネットワーク　114
社会疫学　127
　――とCBPR　21
社会関係の光と影　83
社会的支援　84
社会的排除　72
職業階層　133
職業性ストレス　76
　――モデル　133
食習慣　94
食品安全　94

Index

せ
政策的示唆　　17
世代間交流　　119

そ
ソーシャル・キャピタル　2, 14, 84, 114, 118, 128
　——および健康の社会的決定要因　　108
　——と災害レジリエンス　　13
早期の幼児教育　52
相対的貧困　　72

た
大規模疫学調査　113
武豊町 介入研究　10
多世代共生社会　118

ち
地域介入　　114
地域志向アプローチ　　112
地域社会参加型研究 (CBPR)　　22, 110
地域診断　　114

と
努力・報酬不均衡モデル　76

に
日本のソーシャルキャピタルの研究　　4

は
バーカー仮説　80
パートナーシップ　104
ハイリスクアプローチ　129

ひ
非公式な社会統制　　13

ふ
フォーマルな支援　83

ほ
ポピュレーションアプローチ　129

や
薬物依存　88

ら
ライフコース　80
　——アプローチ　80

り
臨界期　80

コンソーシアムブックス公募のご案内

編集・出版募集要項

　本会は、ジェネラリストの教育に資する質の高い出版事業を展開することを活動の特色とします．下記の書式に沿って応募された中から、編集・出版委員会が出版事業として適否を検討します．編集・出版委員会は会長、副会長、および理事で構成され、編集委員会で選出された応募者について理事会の議を経て編集・出版事業の適否を決定します．

募集作品
斬新な、ジェネラリストの教育実践の記録．日本語で書かれ、著者が一人の単著に限ります．

応募方法
下記の3点の原稿をお送りください．

① 表紙：題名、氏名、所属名、連絡先のEメールを明記．
② 著者略歴：箇条書きで400字以内．
③ ジェネラリスト教育実践の概要：その特色を2000字以内にまとめお送りください．

〔教育活動の成果や省察の記録，メンター（優れた助言者・指導者）の指導と評価の記録など〕

応募資格
年齢・性別・職種・国籍は問いません．

応募先

　下記に、Eメールでお寄せください．
ジェネラリスト教育コンソーシアム事務局　㈱カイ書林
〒330-0802　埼玉県さいたま市大宮区宮町2-144
電話　048-778-8714　FAX　048-778-8716
e-mail：generalist@kai-shorin.co.jp

発表

合否の結果は、応募者に直接通知いたします．
合格の場合は、本会の編集・出版委員会が編集・出版に関して具体的なアドバイスをします．
編集後、(株)尾島医学教育研究所から刊行します．

ジェネラリスト教育コンソーシアム vol.10
社会疫学と総合診療

発　　　行	2018年5月21日　第1版第1刷Ⓒ	
編　　　集	横林賢一	
発　行　人	尾島　茂	
発　行　所	〒330-0802　埼玉県さいたま市大宮区宮町2-144	
	電話　048-778-8714　FAX　048-778-8716　e-mail：generalist@kai-shorin.co.jp	
	HPアドレス　http://kai-shorin.co.jp	
	ISBN　978-4-904865-33-0　C3047	
	定価は裏表紙に表示	
印刷製本	モリモト印刷株式会社	
	Ⓒ Kenichi Yokobayashi	

JCOPY ＜(社)出版者著作権管理機構　委託出版物＞
本書の無断複写は著作権法上での例外を除き禁じられています．複写される場合は，そのつど事前に，(社)出版者著作権管理機構 (電話03-3513-6969, FAX 03-3513-6979, e-mail: info@jcopy.or.jp) の許諾を得てください．

ジェネラリスト教育コンソーシアム

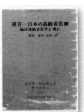
Vol.1
提言―日本の高齢者医療
編集：藤沼 康樹
2012年6月15日発売　B5　160ページ
ISBN978-4-906842-00-1
定価：3,600円＋税

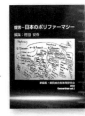
Vol.2
提言―日本のポリファーマシー
編集：徳田 安春
2012年11月6日発売　B5　200ページ
ISBN978-4-906842-01-8
定価：3,600円＋税

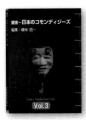
Vol.3
提言―日本のコモンディジーズ
編集：横林 賢一
2013年5月2日発売　B5　170ページ
ISBN978-4-906842-02-5
定価：3,600円＋税

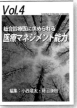
Vol.4
総合診療医に求められる医療マネジメント能力
編集：小西 竜太，藤沼 康樹
2013年12月2日発売　B5　190ページ
ISBN978-4-906842-03-2
定価：3,600円＋税

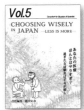
Vol.5
Choosing wisely in Japan
―Less is More
編集：徳田 安春
2014年5月3日発売　B5　201ページ
ISBN978-4-906842-04-9
定価：3,600円＋税

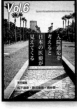
Vol.6
入院適応を考えると日本の医療が見えてくる
編集：松下 達彦，藤沼 康樹，横林 賢一
2014年12月16日発売　B5　157ページ
ISBN978-4-906842-05-6
定価：3,600円＋税

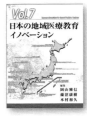
Vol.7
地域医療教育イノベーション
編集：岡山 雅信，藤沼 康樹，本村 和久
2015年5月16日発売　B5　158ページ
ISBN978-4-906842-06-3
定価：3,600円＋税

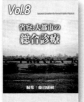
Vol.8
大都市の総合診療
編集：藤沼 康樹
2015年12月2日発売　B5　191ページ
ISBN978-4-906842-07-0
定価：3,600円＋税

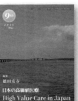
Vol.9
日本の高価値医療
High Value Care in Japan
編集：徳田 安春
2016年5月11日発売　B5　219ページ
ISBN978-4-906842-08-7
定価：3,600円＋税

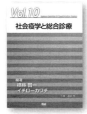
Vol.10
社会疫学と総合診療
編集：横林 賢一，イチロー カワチ
2018年5月21日発売　B5　142ページ
ISBN　978-4-904865-33-0
定価：3,600円＋税

ジェネラリスト教育コンソーシアム事務局　㈱カイ書林
〒330-0802　埼玉県さいたま市大宮区宮町2-144
電話　048-778-8714　FAX　048-778-8716
e-mail：generalist@kai-shorin.co.jp